BODO RIEDEL
UROLOGISCHE ZYTOLOGIE

Bodo Riedel

Urologische Zytologie

Mit 61 Abbildungen im Text
und einem farbigen Bildanhang

W DE G

Walter de Gruyter
Berlin · New York · 1973

Priv.-Doz. Dr. Bodo Riedel, Oberarzt an der Urologischen Klinik und Poliklinik der Freien Universität Berlin am Klinikum Steglitz

Printed in Germany
Satz und Druck: Georg Wagner, Nördlingen
ISBN 3 11 00 4118 9

Vorwort

Die urologische Zytodiagnostik hat im Rahmen der Zytologie ihren festen Platz. Ihre Bedeutung ergibt sich neben dem rein wissenschaftlichen Interesse vor allem im Rahmen der Vorsorgeuntersuchung. Es soll anhand von Zellausstrichen aus dem Spontanurin und aus Aspiraten von der Tumoroberfläche, bzw. aus dem Inneren der Prostata die Frage geklärt werden, ob eine maligne Geschwulst vorliegt oder nicht.

Die Befundung der einzelnen Zellen und des Zellverbandes erfordert eine große praktische Erfahrung sowohl in der präparativen Technik als auch in der Interpretation der Morphologie. Damit diese Aufgaben den Ärzten, Studierenden und Zytologie-Assistentinnen erleichtert werden, sind in diesem auf die Praxis ausgerichteten Buch die Grundlagen der Materialgewinnung, der Herstellung der Präparate und der zytologischen Auswertung ausführlich dargestellt worden.

Der Illustration des Buches liegen zytologische Präparate des umfangreichen Patientenguts spezieller Tumor-Sprechstunden der Urologischen Klinik und Poliklinik im Klinikum Steglitz der Freien Universität Berlin zugrunde.

Berlin, im Sommer 1972

Bodo Riedel

Inhaltsverzeichnis

I. Einleitung

Die urologische Zytodiagnostik gestattet, Hinweise auf das Vorhandensein maligner Tumoren im Bereich der ableitenden Harnwege oder der Prostata zu gewinnen. Sie wird zumeist eingesetzt, sobald der Verdacht eines derartigen Tumors vorliegt, anders als die gynäkologische Zytodiagnostik, die routinemäßig bei jeder Krebsvorsorgeuntersuchung angewandt wird.

Veranlassung für den Einsatz einer zytologischen Untersuchung in der Urologie ist der Verdacht des Vorliegens eines Tumors an den ableitenden Harnwegen oder der Prostata.

Eine routinemäßige Anwendung im Sinne der Krebsvorsorge wäre indiziert bei Arbeitern der chemischen Industrie, in der Stoffe im Fabrikationsprozeß anfallen, die als Cancerogene mit Erfolgsort Blasen-, Nierenbecken- oder Ureterschleimhaut gelten. Regelmäßige Untersuchungen des Urinsediments mit der Frage der Mikrohämaturie – eine Makrohämaturie gibt sich ja als solche zu erkennen – müssen gemacht werden. Mikro- und Makrohämaturie gelten als Hinweise auf das Vorliegen eines Tumors. Zytologische Untersuchungen des Urinsedimentes können helfen, den Verdacht zu objektivieren.

Zytologische Untersuchungen des Urinsedimentes und Zystoskopie stellen Maßnahmen dar, die in solchen Betrieben im Rahmen der Gesundheits- bzw. Arbeitsfürsorge durchgeführt werden sollten (siehe dazu CASE[1], WALLACE[2] und GUIRA[3]).

Bei dem Patientengut, das die urologische Praxis oder die urologische Poliklinik aufsucht, ist das Vorhandensein einer Mikro- oder Makrohämaturie ein Symptom, das an das Vorhandensein eines Tumors in den ableitenden Harnwegen denken läßt. Blutbeimengungen zum Urin müssen so lange als Symptom eines Tumors der ableitenden Harnwege angesehen werden, bis sich eine andere Ursache für die Hämaturie gefunden hat, bzw. ein Tumor ausgeschlossen worden ist. Es ergibt sich die Indikation zur Herstellung zytologischer Präparate aus dem Urin. Der Nachweis von Tumorzellen verpflichtet zur Lokalisation der Geschwulst, die röntgenologisch oder zystoskopisch erfolgt. Der Tumor kann vom Nierenparenchym ausgehen und in das Nierenbecken eingebrochen sein, seinen Sitz im Nierenbecken, dem Ureter, der Harnblase oder der Harnröhre haben.

---

1 CASE, R. A.: Tumors of the urinary tract as an occupational disease in several industries. – Ann. Roy. Coll. Surg. *39*, 213 (1966).

2 WALLACE, D.: Cancer of the bladder. – Am. J. Roentgen. *102*, 581 (1968).

3 GUIRA, A. C.: Bladder carcinoma in rubber workers. – J. Urol. (Baltimore) *106*, 548 (1970).

Tumorzellen können im Spontanurin nachgewiesen werden. Dabei handelt es sich um Zellen, die von der Tumoroberfläche abgeschilfert sind und mit dem Urin zutage treten. Den Nachweis solcher desquamierter Zellen im Urinsedimentausstrich nennt man *Exfoliativzytologie.*

Der Exfoliativzytologie ist die gezielte Entnahme von Spülflüssigkeit aus der Gegend des Tumors bei Verdacht des Vorliegens eines Nierenbecken- oder Uretertumors oder von der Tumoroberfläche bei Blasentumoren gegenüberzustellen. Die gezielte Entnahme von Zellmaterial mit dem Zweck der zytologischen Bearbeitung nennen wir *Aspirationszytologie.* Diese Methoden erfordern als Rüstzeug die Beherrschung der urologischen Untersuchungstechniken. Ihre Anwendung ist also Urologen vorbehalten.

Auf der anderen Seite kann das Material für die Exfoliativzytologie von jedem Arzt gewonnen werden und zu Ausstrichen verarbeitet werden, die, in ein zytologisches Labor eingesandt, eine wertvolle diagnostische Möglichkeit darstellen, die helfen kann, Tumoren der ableitenden Harnwege in einem Frühstadium zu erkennen und dadurch die Patienten einer frühen Behandlung zuzuführen, was sich in einer Verbesserung der Heilungsquoten dokumentieren dürfte.

Der *Urinzytologie* ist die *Prostatazytologie* gegenüberzustellen. Dabei handelt es sich um die gezielte Entnahme einer Zellsuspension, bzw. einer Suspension von kleinen Gewebspartikeln, aus der Prostata. Das Material wird durch transrektale Punktion der Drüse mit einer feinen Nadel durch Aspiration *(Aspirationszytologie)* gewonnen.

Bei tumorverdächtigen Veränderungen an der Glans penis bietet es sich an, Abstriche zu machen, die dann gefärbt und zytologisch beurteilt werden.

Die zytologische Bewertung der gefärbten Ausstriche erfolgt anhand des Zellbildes. Sie beschränkt sich auf Aussagen, die die Zellen selbst betreffen. Eine besondere Bedeutung hat das Größenverhältnis des Zellkerns zum Zelleib. Die Färbbarkeit oder Farbqualität des Zelleibes sowie Strukturfeinheiten des Zellkernes bei Betrachtung mehrerer Kerne des gleichen Ausstriches, ggf. die Färbbarkeit oder Farbqualität des Zelleibes sowie Strukturfeinheiten des Zellkernes sind Hinweise, die, falls sie deutlich genug ausgeprägt sind, den Verdacht des Vorliegens eines malignen Tumors ergeben.

Völlig ausgeschlossen sind Aussagen über die Beziehungen der Zellen zu ihrer Umgebung. Die gewebliche Beziehung ist in den zytologischen Präparaten in einem Maße aufgehoben, das derartige Beobachtungen nicht zuläßt. Größere Gewebsfragmente sind aufgrund ihrer Dicke optisch nicht erfaßbar. Solche Gewebsteilchen, die mikroskopisch beurteilt werden können, sind so klein, daß nicht einmal etwas über die Organisation ihres Epithels, ob drüsig oder einfach, im Falle der Prostatazytologie z. B., gesagt werden kann.

So fehlen den zytologischen Ausstrichen Charakteristika, die eine Beurteilung des Verhaltens der Zellen, insbesondere des Wachstumsverhaltens zulassen. Solche Kriterien lassen sich nur an histologischen Präparaten ablesen. Nur an histologischen Schnitten kann man Aussagen über Aufbau und Wachstum einer

Geschwulst machen. Die entscheidenden Charakteristika eines malignen Tumors, das infiltrative und destruierende Wachstum, sind also in zytologischen Präparaten nicht nachzuweisen. Man muß sich allein auf morphologische Veränderungen verlassen, die die Krebszelle selbst von normalen Zellen unterscheidet.

Daraus ergibt sich ein Unsicherheitsfaktor, dem die gelegentlichen Fehldiagnosen zuzuschreiben sind. Besonders entzündliche Prozesse können zu Veränderungen führen, die sich in Zellen mit gewisser Ähnlichkeit mit denen maligner Tumoren dokumentieren. Im allgemeinen sind zytologische Fehldiagnosen auf falsch positive Beurteilungen zurückzuführen, wofür besonders entzündliche Prozesse verantwortlich sind.

Andererseits können in den Ausstrichen der Exfoliativzytologie natürlich Tumorzellen fehlen, trotz Vorhandenseins einer malignen Geschwulst in den ableitenden Harnwegen. Das gleiche gilt für die Aspirationszytologie aus der Prostata. Aus dem Gesagten geht eindeutig hervor, daß man sich mit diesem Befund nicht zufrieden geben darf. Weitergehende Untersuchungen müssen klären, ob ein Tumor vorhanden ist und, falls dieses der Fall ist, welche histologischen Charakteristika er hat. Gutartige Geschwülste, wie z. B. ein großer Teil der recht häufigen Harnblasenpapillome, sind nicht durch zytologische Techniken nachweisbar. Ihre Zellen unterscheiden sich zytologisch nicht von normalen Übergangsepithelien. Nur die histologische Untersuchung ergibt die Diagnose.

Ebenso muß im Falle eines positiven zytologischen Befundes, also bei Nachweis sogenannter Tumorzellen in den Ausstrichen, ein falsch positives Ergebnis durch die histologische Untersuchung eines Probeexzisats ausgeschlossen werden.

Ausnahmen stellen Nierenbecken- und Uretertumoren dar, die, ob gut- oder bösartig, bei zweinierigen Patienten durch Nephroureterektomie behandelt werden. Die histologische Diagnose ergibt sich aus der Untersuchung des Operationspräparates.

Bei Blasen- und Prostatakarzinomen muß der zytologische Untersuchungsbefund durch die histologische Untersuchung einer Gewebsprobe aus der Geschwulst bestätigt werden. Erst nachdem die *histologische Diagnose* vorliegt, wird die der jeweiligen Situation angepaßte Therapie eingeleitet.

Die zytologischen Untersuchungsmethoden in der Urologie stellen also Suchmethoden dar. Im Falle eines positiven Ergebnisses, d. h. des zytologischen Nachweises von Tumorzellen, muß die histologische Untersuchung eines Probeexzisats angeschlossen werden. Die zytologischen Techniken können die histologische Diagnostik nicht ersetzen. Die Schwächen ergeben sich aus der Methode, die sich auf die alleinige Beurteilung des Zellbildes beschränkt.

II. Die Herstellung der zytologischen Präparate

Bei urologischen Patienten erfordert die Gewinnung des Materials für die Herstellung zytologischer Präparate zum großen Teil spezielle Techniken, deren Anwendung weitgehend von der Art der vermuteten Erkrankung abhängt. So wird die instrumentelle Röntgenuntersuchung (retrogrades Pyelogramm), z. B. beim Verdacht des Vorliegens eines Nierenbeckentumors, mit der Entnahme von Spülflüssigkeit aus dem entsprechenden Nierenbecken zweckmäßigerweise kombiniert. Diese Flüssigkeit wird dann für die zytologische Untersuchung aufgearbeitet.
Der zytologische Befund ist einerseits in Korrelation mit dem Krankheitsbild zu sehen, dieses entscheidet andererseits aber das Vorgehen zur Materialgewinnung. Insofern sind diese drei Faktoren als Einheit anzusehen und werden infolgedessen auch in einem gemeinsamen Abschnitt behandelt.
Herausgegriffen und vorangestellt sind die Techniken, die die eigentliche Präparation betreffen, nämlich Fixierung, Färbung und das Eindecken der Präparate sowie technische Hinweise, die das Labor betreffen.

A. Fixierung und Versand der Präparate

Die Zytologie ist, ebenso wie die Histologie, in ihrer Fragestellung auf Probleme ausgerichtet, die die lebende Zelle betreffen. Nur wenige spezielle Zellen des menschlichen Organismus können im lebenden Zustand mikroskopisch untersucht werden. Zumeist muß man Präparate anfertigen, die in einem möglichst lebensnahen Zustand fixiert und deren einzelne Bestandteile durch Färbung hervorgehoben werden müssen.
Die Fixierung hat den Sinn, die in der Zelle bald nach deren Tod beginnenden autolytischen Prozesse aufzuhalten und die Zellstrukturen in einem Zustand zu konservieren, d. h. zu fixieren, der dem Bild, das lebende Zellen bieten, so weit wie möglich gleicht. Gewisse Veränderungen sind dabei nicht zu vermeiden, wie z. B. eine Schrumpfung der Zellen, die infolge Wasserentzugs durch alkoholhaltige Fixierlösungen auftritt. Weiterhin erfolgt in derartigen Fixiermitteln ein Entzug der Lipide, die sich in alkoholischen und ätherischen Flüssigkeiten lösen. Das Glykogen verbleibt jedoch, im Gegensatz zu den meisten wässrigen Fixierlösungen, bei Anwendung alkoholischer oder ätherischer Fixiermittel in der Zelle. Die Hervorhebung von Membranen, der Zellmembran und der Kernmembran, geschieht infolge einer Präzipitation von Eiweiß an diesen Strukturen durch die Fixierlösung und die anschließende Färbung.

Um die Zellen des Ausstriches in einem lebensnahen Zustand zu fixieren, müssen die Präparate *sofort* nach dem Auftragen des Materials in die Fixierlösung eingebracht werden. Die schnell einsetzende Lufttrocknung führt zu Kunstprodukten *(Artefakten)*, die die Beurteilung der Präparate nach *Papanicolaou-Färbung* erschweren, wenn nicht gar unmöglich machen. Es kommt zu Veränderungen am *Zellkern* und am *Zytoplasma*. Die Zellkerne verlieren ihre Chromatinstruktur. Es verändern sich ihre Konturen und ihre Färbbarkeit. Weiterhin treten Größenunterschiede auf, die auf die mehr oder weniger starke Trocknung der einzelnen Kerne in ein und demselben Zellverband zurückzuführen sind. Das Zytoplasma wird inhomogen. Man bemerkt verschieden große Aufhellungen im Zelleib (Abb. 59). Die Färbbarkeit des Zytoplasma ändert sich.

Die Lufttrocknung wird für Blutausstriche und Ausstriche von Sternalmark als ausreichende Fixierung angesehen. Für die zytologische Beurteilung von Übergangsepithelien des Harntraktes wie auch von Prostata-Epithelien halten wir sie für weniger geeignet. Wir befinden uns hierin im Gegensatz zu ESPOSTI[1], der die Lufttrocknung der Ausstriche mit anschließender May-Grünwald-Giemsa-Färbung in der Art, wie sie in der Hämatologie benutzt wird, wenigstens für die Prostatazytologie verwendet. Wegen der Gefahr des Austrocknens während des Ausstreichens des aspirierten Materials zieht es dieser Autor vor, die Präparate völlig trocknen zu lassen, bevor er sie färbt. Die Ergebnisse seien auf diese Art konstanter und mithin leichter zu interpretieren, als nach Feuchtfixierung und anschließender *Papanicolaou*-Färbung.

Wir konnten uns von der Güte dieser Technik nicht überzeugen lassen. Durch die Lufttrocknung liegen die Zellen in einer Beschaffenheit vor, die nur sehr wenig an das Bild erinnert, das sie im histologischen Präparat bieten. Die Einzelheiten der Kernstruktur sind aufgelöst. An ihrer Stelle findet sich eine mehr oder weniger dichte Granulierung des Karyoplasma, in dem sich verschieden große Vakuolen finden können. Auch das Zytoplasma ist schwer zu beurteilen. Hier können Wabenbildungen vorkommen.

Wir sind der Meinung, daß eine möglichst weitgehende Übereinstimmung zwischen dem Bild, das die Zellen im histologischen Bild bieten und dem im zytologischen Ausstrich vorhanden sein sollte. Je mehr Details durch die Fixierung erhalten werden können, desto umfangreicher ist die Information, die das Präparat bietet und desto sicherer die Diagnose.

Überdies kann das Problem der partiellen Trocknung des Materials während der Herstellung der Ausstriche durch die Verwendung eines modernen *Fixationsspray* weitgehend umgangen werden.

Ausstriche mit Übergangsepithelien des Harntraktes, mit Prostataepithelien oder Abstriche von der äußeren Harnröhrenöffnung müssen sofort nach der

---

[1] ESPOSTI, P. L.: Cytologic malignancy grading of prostatic carcinoma by transrectal aspiration biopsy. – Scand. J. Urol. Nephrol. 5, 199 (1971).

Herstellung in die Fixierlösung eingebracht oder mit Fixationsspray überzogen werden. Anderenfalls treten Kunstprodukte auf, die die zytologische Beurteilung der Präparate erschweren oder unmöglich machen.

Die Möglichkeit der Beurteilung teilweise luftgetrockneter Ausstriche hängt von dem Ausmaß der Kunstprodukte ab, die dem Geübten geläufig sind. Manchmal finden sich in den Präparaten Bezirke, die weniger stark luftgetrocknet sind als andere und so eine gewisse diagnostische Sicherheit gewähren. Selbstverständlich müssen Ausstriche, deren Beurteilung fragwürdig erscheint, wiederholt werden. Dem Einsender ist mitzuteilen, „daß die zytologische Bewertung der Ausstriche wegen Lufttrocknung nicht möglich ist und die Fixierung *sofort* nach dem Ausstreichen des Materials zu erfolgen hat".

Zur Fixierung werden die Objektträger sofort nach dem Ausstreichen der Zellen in die Fixierlösung eingebracht oder mit Fixationsspray versehen.

Die Fixierlösung befindet sich in einer Glasküvette, in der mehrere Objektträger aufrecht nebeneinander Platz haben. Durch seitlich angebrachte Glasrippen werden diese in einem gewissen Abstand voneinander gehalten. Die Präparate werden in die Küvetten stets so eingestellt, daß die beschichtete Seite der Objektträger gegen den Untersuchenden hin gerichtet ist. An den noch feuchten gefärbten Präparaten ist es oft nicht möglich, zu entscheiden, welche Seite die Zellen trägt, so daß, stellt man die Objektträger nicht von Anfang an nach einer bestimmten Regel in die Küvetten, unter Umständen die falsche Seite mit dem Eindeckmittel versehen und das Deckgläschen falsch montiert wird. Die Beschriftung auf der Küvette mit der Fixierlösung läßt erkennen, wie die Objektträger einzustellen sind. Jene müssen immer so weit mit Fixierlösung gefüllt sein, daß die Objektträger bedeckt sind. Will man die Fixierlösung mehrfach verwenden, so empfiehlt es sich, sie vorher zu filtrieren. Bei dem Einbringen der Präparate in die Fixierlösung können Zellen oder kleine Zellkomplexe abschwimmen und sich, versäumt man die Filtration der Fixierlösung, auf die frischen Präparate absetzen. So kann es zu folgenschweren Fehldiagnosen kommen.
Vor dem Herstellen der Ausstriche werden die Objektträger beschriftet, d. h. am unteren, also gegen den Untersucher hin gerichteten Ende, mit dem Namen des Patienten versehen. Die Küvette mit der Fixierlösung oder dem Fixationsspray muß in der Nähe des Untersuchers stehen, so daß, sobald die Ausstriche am Untersuchungsplatz hergestellt werden sollen, diese *sofort* fixiert werden können. Das Suchen nach dem Fixiermittel nach Herstellung des Ausstriches führt zu teilweise luftgetrockneten Präparaten, deren Beurteilung erschwert oder unmöglich ist.

Vor dem Herstellen der Ausstriche müssen die Objektträger mit dem Namen des Patienten versehen sein und ebenso wie die Küvette mit der Fixierlösung oder der Fixationsspray griffbereit in der Nähe des Untersuchers stehen.

Die Fixierung erfolgt bei Zimmertemperatur. Sie soll wenigstens 10 Minuten dauern.
Evtl. genügt eine Vorfixierung von ein bis zwei Minuten Dauer, sofern vor der Färbung genügend lange (30–60 Minuten) nachfixiert wird. Eine längere Fixierung, von 24 Stunden und mehr, ist nicht von wesentlichem Nachteil. Nach der Vorfixierung, die etwa 15 Minuten dauern sollte, kann man das Präparat lufttrocknen lassen. Dieses geschieht am besten in einer leeren Glasküvette, die, um vor Verstaubung zu schützen, mit einem Glasdeckel versehen ist. Nach der Trocknung kann das Präparat dann versandt werden.
Bessere, d. h. dem vitalen Zustand der Zellen mehr entsprechende Präparate erhält man, wenn man die fixierten Ausstriche sofort weiterverarbeitet, also färbt, ohne sie überhaupt trocknen zu lassen. Der Versand der Präparate in feuchtem Zustand setzt voraus, daß die dafür verwandten Küvetten unzerbrechlich sind und daß sie luftdicht abschließen, um ein Auslaufen oder Verdunsten der Fixierlösung zu vermeiden.
Eine weitere Möglichkeit, die Ausstriche in feuchtem Zustand zu versenden, besteht darin, den Objektträger auf der Präparateseite nach Fixierung in feuchtem Zustand mit Glyzerin zu überziehen. Dann wird ein zweiter Objektträger auf den ersten gelegt, so daß der Ausstrich bedeckt ist. Beide Objektträger werden mit einem Gummiband zusammengehalten und können so in Versandküvetten oder Präparatemappen mit der Post expediert werden. Vor der Färbung werden *beide* Objektträger nach Abnehmen des Gummibandes in die Fixierlösung gestellt. Sobald der eine Objektträger sich von dem anderen gelöst hat, werden *beide* Objektträger gefärbt. Häufig kommt es nämlich zu einer Übertragung von Zellmaterial von dem Objektträger, auf dem sich die Zellen befinden, auf den anderen, zur Deckung benutzten. Würde man diesen nicht mitfärben, so wäre eine Materialeinbuße die Folge.
Die Methode garantiert eine gute Konservierung und ergibt gute Färbeergebnisse. Im Gegensatz dazu bemerkt man an den Präparaten der Urin- und Prostatazytologie, die nach Vorfixierung luftgetrocknet waren, Veränderungen, die die Aussagekraft einschränken. Insbesondere kommt es zu einem Verlust der Darstellbarkeit der Kernstrukturen an Uro- und Prostataepithelien. Weiterhin wird die Beurteilung der Färbbarkeit der Kerne erschwert. Die Befunde der Hyperchromasie und Heterochromasie (s. Seite 22) sind nur bedingt verwertbar; die Aussagekraft der Präparate ist mithin eingeschränkt. Diese Beobachtung gilt unserer Meinung nach für die Urin- und Prostatazytologie.

Ganz ausgezeichnete Ergebnisse mit hervorragender Konservierung der zytologischen Details ergibt dagegen die Verwendung von Fixationssprays. Mit Fixationsspray fixierte Präparate können nach der Fixierung lufttrocknen und sind somit bestens geeignet für den Versand.

Nach eingehender Prüfung der diversen Möglichkeiten, für den Versand geeignete Präparate herzustellen, erscheint uns die Verwendung des Fixationssprays als die bei weitem am beste Methode. Die sprühfixierten Ausstriche stehen in der Qualität der Konservierung zytologischer Details keineswegs den feuchtfixierten Präparaten nach.

Die Fixierlösungen

a) *Alkohol-Äther*
96%iger Alkohol und Äther pro narcosi werden zu gleichen Teilen gemischt. Wichtig ist, daß die Fixierlösung häufig erneuert wird, da der Äther leicht verdunstet und dann das Verhältnis nicht mehr stimmt. Weiterhin besteht Explosionsgefahr, insbesondere beim Filtrieren der Fixierlösung, wobei das Filterpapier als Verdampfer wirkt. *Die Verwendung offener Flammen in der Nähe der Fixierlösung ist sehr gefährlich und daher streng untersagt. Die Filtration hat unter dem Abzug zu erfolgen.*

b) *96%iger Alkohol*
Die Konservierung ist ähnlich gut wie bei Verwendung von Alkohol-Äther. Der Alkohol ist nicht explosibel.

c) *Isopropylalkohol*
Die Konservierung entspricht der des 96%igen Alkohols.

d) *Alkohol-Glyzerin*
Man mischt vier Teile 96%igen Alkohols mit einem Teil offizinellen Glyzerins (85%ig). Die Konservierung ist gut.

e) *Alkohol-Äther-Essigsäure*
Ein Teil Alkohol-Äthergemisch wird mit einem Teil 36%iger Essigsäure versetzt. Diese Lösung eignet sich besonders zur Färbung von stark bluthaltigen Ausstrichen, wie sie häufig bei Prostataaspirationsbiopsien vorliegen. Dabei werden die Erythrozyten durch die Essigsäure hämolysiert, wodurch die Beurteilung der Prostataepithelien erleichtert wird. Die Fixierung soll etwa 60 Minuten dauern.

f) *Fixationsspray* (z. B. Merckofix®)
Zur Fixierung wird der Ausstrich aus einer Entfernung von etwa 20 cm drei- bis viermal gleichmäßig mit einer Sprühschicht versehen. Dazu legt man das Präparat auf ein Filterpapier. Der Ausstrich ist nach einer Trocknungszeit von 10 Minuten versandfertig.

Für den Versand werden Ausstriche hergestellt, die am Entnahmeplatz fixiert werden müssen. Es hat keinen Sinn, Urinproben zu versenden, da die Zellen sich während des Transports autolytisch verändern würden und so eine zytologische Beurteilung nicht möglich wäre.

Für den Versand eignen sich folgende Methoden der Präparation:
1. **Die Sprühfixierung mit anschließender Lufttrocknung.**
2. **Die etwa 10 Minuten dauernde Vorfixierung und anschließende Lufttrocknung der Ausstriche.**

3. **Im feuchten Zustand nach Fixierung mit Glyzerin überzogene und dann mit einem weiteren Objektträger bedeckte Ausstriche.**
4. **Ausstriche, die in einem Behälter mit Fixierlösung versandt werden.**

Die nach 1. bis 3. hergestellten Präparate werden in Präparatemappen aus Pappe oder in Präparatekisten aus Holz versandt. Die Konstruktion derselben verhindert, daß sich die Präparate berühren oder daß sie zerbrechen können

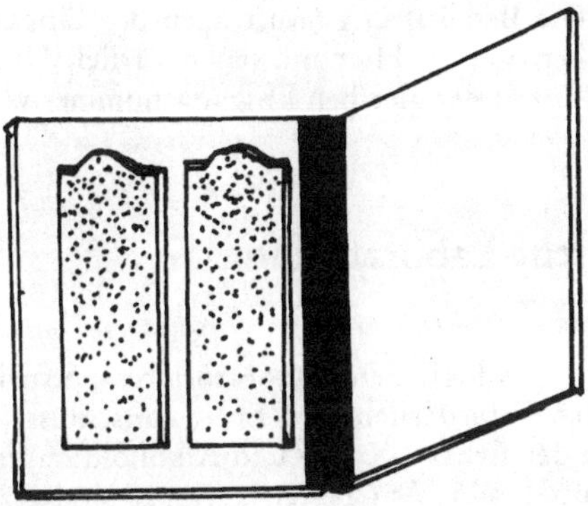

Abb. 1: Präparatemappe zum Versand der fixierten und getrockneten Ausstriche.

Der Versand in einem Behälter mit Fixierlösung erfordert, daß dieser unzerbrechlich ist und luftdicht verschlossen werden kann. Der Versand entsprechend 1. hergestellter Präparate ist weniger aufwendig und führt zu vergleichbar guten Ergebnissen.

Die Objektträger sollten am unteren Ende mit dem Namen des Patienten versehen sein. Fettstifte und Filzschreiber sind für die Beschriftung ungeeignet, da sich ihr Schreibmittel bei der Fixierung schon auflöst. Dagegen kann man die Objektträger gut mit dem Schreibdiamanten beschriften. Weiterhin sind Objektträger erhältlich, die an einem Ende eine aufgerauhte, mattierte Fläche besitzen, wo der Name des Patienten mit einem Bleistift aufgetragen werden kann. Die Bleistiftschrift löst sich nicht in dem Fixiermittel oder in den Farblösungen.

Dem oder den Präparaten müssen Einsendeformulare beigefügt werden, die den Namen und Vornamen des Patienten, sein Geburtsdatum sowie das Datum der Entnahme der Probe tragen. Angegeben wird weiterhin die Art des eingesandten Ausstriches, ob Prostataaspiration, Exfoliativzytologie aus dem Urin und bei gezielter Entnahme, ob aus der Harnblase, dem Ureter (rechts oder links), dem Nierenbecken (rechts oder links). Außerdem muß die vermutete Diagnose angegeben werden, bei Prostatakarzinomen, ob eine Hormonbehandlung voranging und seit wann. Ist eine andere Therapie vorangegangen (transurethrale Resektion eines Blasentumors, eine Blasenwandresektion, bei Nierenbecken- oder Uretertumoren eine Nephroureterektomie), so sollten der Zeitpunkt der Operation und der histologische Befund des Operationspräparates angegeben werden. Weiterhin müßten Dauer, Ende und Dosis einer evtl. stattgehabten Strahlenbehandlung vermerkt werden. Daß der Absender mit vollständiger Adresse genannt wird, versteht sich von selbst.

Wird nur eines oder werden mehrere Präparate desselben Patienten eingesandt, so können sie bei Trockenversand in das Einsendeformular eingewickelt und so verschickt werden. Die Beschriftung (Auftragen der Eingangsnummer) erfolgt dann im zytologischen Labor. Hier müssen natürlich Untersuchungsmaterial und Einsendeformular mit der gleichen Eingangsnummer versehen werden.

B. Das zytologische Laboratorium

Die Einrichtung des zytologischen Laboratoriums entspricht etwa der eines histologischen Labors. Erforderlich sind Elektroanschlüsse sowie Wasserhähne und -becken. Wegen der Äther-, Xylol- und Alkoholdämpfe muß das zytologische Labor gut belüftet sein. Am besten geeignet sind Räume, die über eine kontinuierliche Luftumwälzung verfügen oder solche mit einem Abzug.

Folgende *Arbeitsplätze* sind vorhanden:

1. Der *Eingangsplatz* dient zur Aufnahme der im Labor eintreffenden Präparate. Er muß stets für Boten zugänglich sein, auch außerhalb der Dienstzeit des Labors. Als Eingangsplatz sind ein Schrank oder ein Regal gut geeignet. Hier wird zunächst die Eingangsnummer auf dem Präparat eingetragen und auf dem Einsendeformular. Auf letzterem wird weiterhin die Zahl der Objektträger, die je Patient eingegangen sind, notiert.
2. Als *Färbeplatz* dient ein Labortisch, der sich möglichst in der Nähe eines Fensters befindet bzw. möglichst vor einem Fenster quer aufgestellt ist. Auf diesem Labortisch befinden sich folgende Geräte:

a) Färbeküvetten aus Glas, die in einer Reihe aufgestellt sind. Wir verwenden Küvetten, in die Färberahmen aus Glas eingesetzt werden können. Diese Färberahmen können jeweils 10 Objektträger aufnehmen (Abb. 2). Vor der Nachfixierung werden die Objektträger in die Färberahmen eingestellt. Sie bleiben während der gesamten Prozedur bis zum Eindecken in den Färberahmen. Für den Transport der Färberahmen von einer Küvette zur anderen wird ein Metallbügel in jene eingesetzt.

b) Der Färbetisch ist mit Filtrierpapier abgedeckt. Vor der Färbereihe findet sich Zellstoff, der zum Abtropfen der Präparate dient.

c) Ein Laborwecker wird gebraucht, um die Färbezeiten genau einzuhalten.

d) Ein Mikroskop wird für die Kontrolle der Intensität der Färbung, besonders der Kerne, das Differenzieren der Kernfärbung benötigt. Es empfiehlt sich, ein altes Instrument zu verwenden, da es einer erheblichen Verschmutzung ausge-

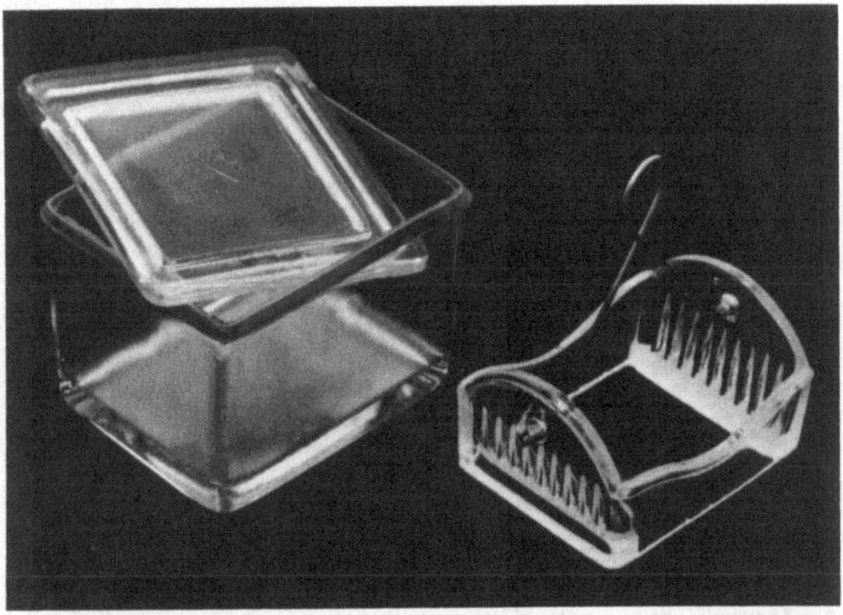

Abb. 2: Glasküvetten, wie sie für die *Papanicolaou*-Färbung verwendet werden.

setzt ist. Die Präparate müssen ja in feuchtem Zustand mikroskopiert werden, was zu einem baldigen Nachlassen der optischen Güte des Instrumentes führt. Achtet man darauf, daß das Mikroskop sofort nach dem Gebrauch gereinigt wird, so reicht das Auflösungsvermögen auch sehr alter Instrumente für die Differenzierung der Kernfärbung allemal aus. Das Mikroskop sollte mit den Objektiven 10×, 25×, 40× und einem Okular 5 bis 10× bestückt sein. Steht der Färbetisch an einem Fenster, so reicht das Tageslicht zur Beleuchtung aus. Anderenfalls muß eine elektrische Lichtquelle verwandt werden. Bei einheitlich fixierten Präparaten, aus der eigenen Klinik z. B. oder mit einem Fixationsspray fixierten Präparaten, erübrigt sich eine mikroskopische Kontrolle während der Färbung weitgehend, sofern Färbezeit und Differenzierungszeiten genau eingehalten werden.

e) Ein Vorratsgefäß mit Aqua destillata.

f) Vorratsflaschen mit verschieden konzentrierten Alkoholen, nämlich Isopropylalkohol, 96%iger Alkohol, 80%iger Alkohol, 70%iger Alkohol, Xylol sowie Fixiermittel.

g) Farblösungen, Eindeckmittel und Salzsäure.

h) Ein Glasbehälter mit gesäuberten Deckgläschen und Objektträgern.

i) Klebeetiketten zur Beschriftung der Präparate oder eine Feder und Ausziehtusche.

3. Der *Mikroskopierplatz* erfordert besondere Aufmerksamkeit. Für die zytologische Beurteilung der Präparate ist ein gutes Mikroskop eine Bedingung. Es sollte einen binokularen Tubus besitzen, mit Okularen 8×. Die Arbeit an einem binokularen Mikroskop ist weniger ermüdend als an einem monokularen. Weiterhin ist ein Kreuztisch unerläßlich, da er erlaubt, den Ausstrich systematisch zu durchmustern.

An Objektiven müssen 6,3×, 10×, 25×, 40× und 100× Ölimmersion zur Verfügung stehen. Außerdem sollte eine Phasenkontrasteinrichtung vorhanden sein. Ein Zeigerokular sowie ein Doppelokular erlauben die Einweisung eines Ungeübten in die Feinheiten der zytologischen Diagnostik. Mit Hilfe eines Okularmikrometers lassen sich unter Benutzung des mitgelieferten Testobjektes die Kerndurchmesser feststellen, wodurch die Kerngröße annähernd festgelegt werden kann.

Das Mikroskop sollte so aufgestellt sein, daß ermüdungsfrei gearbeitet werden kann. Dazu gehört, daß ein zu starker Lichteinfall in den Mikroskopierraum vermieden wird. Weiterhin muß das Instrument so aufgestellt sein, daß sich die Okulare, wenn der Untersucher mit gestrecktem Rücken sitzt, in Höhe von dessen Augen befinden. Links vom Mikroskop muß genügend Platz für die Präparatemappe mit den zu untersuchenden Präparaten sein. Rechts vom Instrument soll ausreichend Platz zum schriftlichen Festhalten des Befundes vorhanden sein. Ein Laborsessel mit Rückenlehne erleichtert das Untersuchen der Ausstriche. Er soll in der Höhe verstellbar sein.

Es versteht sich von selbst, daß das Mikroskop in einem *sauberen,* d. h. funktionsfähigen Zustand gehalten werden muß.

Zum *Reinigen* des Ölimmersionsobjektives eignet sich ein weiches Tuch, das an einer Stelle mit Xylol benetzt worden ist. Im Gegensatz zu alten Mikroskopen wird der Kitt, der die Linsen der Objektive hält, an neueren Instrumenten nicht mehr von Xylol aufgelöst.

Die übrigen Optiken werden angehaucht und mit einem Wollappen gereinigt. Zur Reinigung der Kondensorlinsen eignen sich weiche Pinsel. Die Blenden werden niemals berührt.

Vor dem Durchmustern der Präparate wird die Zentrierung des Mikroskops geprüft. Diese erfolgt bei allen modernen Geräten nach *Köhler.* Dazu wird die teilweise geschlossene Leuchtfeldblende durch Heben oder Senken des Kondensors in der Objektebene abgebildet und mittels der Kondensorschrauben zentriert, d. h. in die Bildmitte gerückt. Die Bildebene des Objektes findet man, indem man ein beliebiges Präparat scharf einstellt. Dann wird die Leuchtfeldblende so weit geöffnet, daß man ihren Rand nicht mehr sieht. Durch teilweises Schließen der Kondensorblende wird die Randstrahlung ausgeschaltet, wodurch das Bild seine optimale Schärfe erhält. Dabei muß darauf geachtet werden, daß diese Blende nicht zu weit geschlossen wird, da sonst Brechungen an den Konturen des Objektes auftreten, was die Beurteilung erschweren kann. Die Zentrierung und Einstellung des Mikroskopes hat eine besondere Bedeutung, wenn Einzelheiten des Präparates fotografiert werden sollen. Bei jedem

Wechsel des Objektives muß dann die Zentrierung nach *Köhler* wiederholt werden.

4. Zur *Dokumentation* werden die Befunde auf einem Formular eingetragen, das Namen und Adresse des Einsenders, Namen und Geburtsdatum des Patienten sowie die Eingangsnummer trägt. Ein Durchschlag des Formulars bleibt im zytologischen Labor, wo er entsprechend der Eingangsnummer abgelegt wird. In einer Befundkartei werden die Eingangsnummern nach Diagnosen einsortiert, so daß, falls es erforderlich sein sollte, alle Präparate mit einer bestimmten Diagnose herausgesucht werden können. Der Einsender wird in dem Befundformular darauf aufmerksam gemacht, daß er im Falle einer erneuten Materialentnahme bei demselben Patienten die alte Eingangsnummer mitangibt. So sind Vergleiche der alten mit den neuen Präparaten möglich.

5. Für die *Aufbewahrung der Präparate* wurden von der Industrie spezielle Präparateschränke entwickelt. Sie sind in Fächer unterteilt, an deren Boden sich je eine längsangeordnete Spiralfeder befindet. Die Objektträger werden aufrecht zwischen je zwei Windungen dieser Spiralfeder eingesteckt, wodurch sie einerseits festgehalten werden und andererseits in einem gewissen Abstand voneinander sind. Die Präparate werden entsprechend der Eingangsnummer in die Präparateschränke einsortiert. Die Nummer wird entweder mit Perltusche an einem Ende des Objekträgers aufgetragen, dann mit Eindeckmittel (Entellan®) bedeckt, oder aber an gleicher Stelle mit dem beschrifteten Etikett versehen. Die Präparate werden so eingestellt, daß die Eingangsnummer sich am oberen Ende befindet und gegen den Untersucher gerichtet ist. So gelingt es mühelos, ein bestimmtes Präparat herauszufinden.

Wir selbst decken alle Präparate mit Deckgläschen ein. So können die Ausstriche selbst nicht beschädigt werden.

Außerdem können sie beliebig oft mit der Ölimmersionsoptik betrachtet werden. Eine Verschmutzung der Ausstriche ist ebenfalls unmöglich. Die Präparate lassen sich gut reinigen, ohne daß die Ausstriche selbst beschädigt werden. Eine weitere Möglichkeit besteht darin, die Ausstriche nach der Färbung mit Eindeckmittel zu überziehen, das aushärtet und die Zellen unter sich birgt. Bei der Reinigung kann diese Harzschicht jedoch verletzt werden, was die optische Qualität des Präparates beeinflußt. Außerdem löst sich das Harz in Xylol.

Das Überziehen der Ausstriche mit Immersionsöl halten wir für ungeeignet, da sich Staubpartikel in dem Öl festsetzen und bei einer mechanischen Reinigung die Ausstriche verletzt werden.

C. Die Färbung der Ausstriche nach Papanicolaou

1. Allgemeine Bemerkungen

Die Färbung dient dem Sichtbarmachen der verschiedenen Zellstrukturen. Nur einwandfrei fixierte Ausstriche ergeben eine zuverlässige Färbung, die auch eine zytologische Beurteilung zuläßt. Die Lufttrocknung der Ausstriche vor dem Fixieren führt zu unbrauchbaren Präparaten. In solchen Fällen muß die Materialentnahme wiederholt werden. Andererseits muß auch die Färbung selbst gewissen technischen Ansprüchen genügen, um eine einwandfreie Beurteilung der Ausstriche zu gewährleisten. Überfärbte Kerne können hinsichtlich ihrer Kern- bzw. Chromatinstruktur nicht beurteilt werden. Eine Heterochromasie der Kerne kommt in diesen Fällen unter Umständen nicht zum Ausdruck, wodurch Fehlbeurteilungen entstehen. Andererseits kann die Struktur unterfärbter Kerne nur schlecht beurteilt werden.

2. Die Technik der Färbung

Während als Fixiermittel wasserfreie Lösungen (Äther-Alkohol, 96%iger Alkohol, Alkohol-Glyzerin) verwandt werden, liegt die Farbe für die Kerne in wässriger Lösung vor. Die Kernfärbung – im Falle der *Papanicolaou*-Färbung mit Harris-Hämatoxylin – geht der Zytoplasmafärbung voraus. Um eine Veränderung der Zellstrukturen und ein Abschwimmen von Zellen zu vermeiden, müssen die Ausstriche graduell mit Wasser infiltriert werden. Das geschieht dadurch, daß sie über konzentrierten Alkohol und Alkohole mit jeweils höherem Wassergehalt (80%iger, 70%iger, 50%iger Alkohol) in destilliertes Wasser übergeführt werden. Diese Küvettenreihe mit den Alkoholen abfallender Konzentration nennt man die absteigende Alkoholreihe. Sie endet mit der Küvette, die Aqua destillata enthält.

Eine Ausnahme macht die Weiterverarbeitung mit Fixationsspray (z. B. Merckofix®) fixierter und getrockneter Ausstriche. Diese werden zum Herauslösen des Fixierungsmittels mehrfach in 50% Alkohol oder Aqua dest. getaucht und dann wie die feucht fixierten Präparate weiterbehandelt.

Im Anschluß erfolgt die Kernfärbung mit Harris-Hämatoxylin. Die Färbedauer ist so abgestimmt, daß eine gewisse Überfärbung der Kerne eintritt. Auch das Zytoplasma nimmt in geringem Maße den Farbton der Kerne an. Die überschüssige Farbe wird dann mit Salzsäure-Alkohol entfernt. Das Hämatoxylin löst sich in Salzsäure-Alkohol. Diese sogenannte *Differenzierung* der Kernfärbung wird unter dem Färbemikroskop beobachtet und nur soweit durchgeführt, bis die Zytoplasmafärbung verschwunden ist und nur mehr die Kerne gefärbt sind. Hat man einmal die Differenzierungszeit an einem Präparat festgelegt, z. B. beobachtet, daß ein einmaliges oder zweimaliges kurzes Eintauchen des Präparates in Salzsäure-Alkohol eine gute Kernfärbung ergibt, so kann das

Ergebnis dieser *Probefärbung* auf die anderen Präparate übertragen werden. Wichtig ist allerdings festzuhalten, daß ältere, bereits mehrmals benutzte Salzsäure-Alkohole weniger stark differenzieren als frisch angesetzte. Evtl. müssen beim erneuten Ansetzen des Salzsäure-Alkohols wiederum Probefärbungen gemacht werden.

Im Anschluß an die Differenzierung werden die Präparate „gebläut". Das geschieht in fließendem Leitungswasser, lithiumkarbonathaltigem Wasser oder ammoniakalischem Alkohol. Der Sinn ist, die Ausstriche vom sauren des Salzsäure-Alkohols in ein alkalisches Milieu zu bringen. Das „Bläuen" der Präparate ist auf ein Umschlagen der Farbe des Hämatoxylins von rotbraun im sauren, in blau im alkalischen Milieu zurückzuführen. Mit dem „Bläuen" ist die Kernfärbung beendet.

Stellt man fest, daß ein Ausstrich zu stark differenziert ist, so kann die Kernfärbung mit Hämatoxylin wiederholt werden. Sie ist dann von einer weniger intensiven Differenzierung gefolgt.

Die Zytoplasmafarben sind in 96%igem Alkohol gelöst. Um die Färbung fortführen zu können, muß daher zunächst das Wasser, das von der Kernfärbung und dem „Bläuen" herrührt, entfernt werden. Das geschieht in der aufsteigenden Alkoholreihe. Die Präparate werden über 50%igen, 70%igen, 80%igen in 96%igen Alkohol geführt.

Als Zytoplasmafarben verwenden wir zunächst Orange G, einen leicht sauren Farbstoff, sowie danach eine Mischung aus Lichtgrün, Bismarckbraun und Eosin in 96%igem Alkohol. Auch diese Farblösung ist leicht sauer.

Es sind verschiedene Lösungen mit unterschiedlicher Konzentration dieser drei Farben im Handel, EA 31, EA 36, EA 50 und EA 65. Sie unterscheiden sich in ihrem Gehalt an Lichtgrün, das in 0,25 bis 1,5% vorliegen kann, sowie in dem Mischungsverhältnis zwischen Lichtgrün, Bismarckbraun und Eosin. Das von uns verwandte EA 31 läßt die Zyanophilie des Zytoplasma besonders hervortreten, was bei der Differenzierung von Prostataadenomzellen von Prostatakarzinomzellen von Bedeutung sein kann.

Am Abschluß der Färbung steht das Eindecken der Ausstriche mit Deckgläschen. Dazu verwendet man ein Eindeckmittel (Kanadabalsam, Caedax® oder Entellan®). Wir selbst verwenden Entellan®, das einerseits von hervorragender optischer Qualität ist, nicht nachdunkelt und andererseits schnell trocknet. Diese Eindeckungsmittel sind nicht in Alkohol oder Wasser, wohl aber in Xylol löslich. Infolgedessen muß im Anschluß an die Färbung der Alkohol mittels Xylol herausgewaschen und durch Xylol ersetzt werden. Dann kann das Präparat, da sich das Eindeckmittel, wie bereits bemerkt, in Xylol löst, eingedeckt werden.

Die Färbung nach Papanicolaou *führen wir folgendermaßen durch:*

1. a) Nach der Fixierung in *Äther-Alkohol* oder *96%igem Alkohol* stellt man den Präparateträger *sofort, ohne eine Trocknung zuzulassen,* in 96%igen Alko-

hol. Anschließend kommen die Präparate in 80%igen, dann in 70%igen und schließlich in 50%igen Alkohol. Sie bleiben in jedem dieser Alkohole etwa 2 Minuten lang. Anschließend werden sie in Aqua dest. gestellt.
b) Mit *Fixationsspray* fixierte Präparate werden mehrmals in 50%igem Alkohol getaucht und dann in Aqua dest. eingebracht.
2. Dann folgt die Kernfärbung mit *Harris-Hämatoxylin*, die etwa 6 Minuten dauert.
3. Dann werden die Präparate in Aqua dest. abgespült und etwa zweimal in Salzsäure-Alkohol eingetaucht, worauf sie sofort in eine Küvette mit Leitungswasser eingestellt werden. Dann bringt man den Präparateträger in eine Schale mit fließendem Wasser.
4. Hier bleiben die Präparate etwa 6 Minuten lang.
5. Nach Abspülen in Aqua dest. bringt man sie über 50%igen, 70%igen, 80%igen in 96%igen Alkohol, 2 Minuten je Alkohol.
6. Es folgt die Zytoplasmafärbung mit Orange G (OG 6), die 1½ Minuten dauert.
7. Die Präparate werden in 96%igem Alkohol abgespült, in zwei aufeinanderfolgenden Küvetten.
8. Dann wird die zweite Zytoplasmafärbung mit EA 31 durchgeführt. Sie dauert ebenfalls 1½ Minuten.
9. Auch jetzt wird mit 96%igem Alkohol gespült, in drei aufeinanderfolgenden Küvetten.
10. Dann werden die Präparate in absolutem Alkohol (Isopropylalkohol) entwässert, etwa 2 Minuten lang und
11. in Alkohol-Xylol, zu gleichen Teilen gemischt, eingestellt.
12. Schließlich bringt man sie in Xylol, bis keine Schlieren mehr von den Objektträgern abgehen, was etwa 5 Minuten dauert.
13. Letzten Endes werden die Objektträger nach Auftropfen des Eindeckungsmittels mit einem Deckgläschen je Objektträger eingedeckt.

Beim Übertragen des Präparateträgers von einer Küvette zur anderen wird er einmal auf ein Blatt Zellstoff aufgesetzt, um den Überschuß an Lösung zu entfernen und ihn nicht in die nächste Küvette zu verschleppen.

Es empfiehlt sich, die für die Färbung benötigten Küvetten in einer Reihe hintereinander aufzustellen und die einzelnen Gefäße zu beschriften, d. h., die Art der jeweiligen Flüssigkeit in abgekürzter Form auf der Küvette aufzutragen, evtl. auch die Zeit, die die Präparate in der entsprechenden Lösung zu verbleiben haben. Ist auch die Dauer der Differenzierung auf der Küvette vermerkt, so kann zu jeder Zeit auch eine Assistentin, die die *Papanicolaou-Färbung* nicht täglich macht, Präparate herstellen, die von der normalen Güte des Labors nicht abweichen. Eine Beschriftung der Deckel hat wenig Sinn, da sie bei der Färbung zuweilen vertauscht werden und so zu Verwirrung führen können.

Die *Alkoholreihe* stellt man sich folgendermaßen her:

Um 100 ml etwa 70%igen Alkohols zu haben, werden 70 ml des 96%igen

Alkohols mit Aqua dest. auf 100 ml aufgefüllt; um 100 ml 80%igen Alkohols zu erhalten, 80 ml des 96%igen Alkohols auf 100 ml mit Aqua dest. aufgefüllt. Der 50%ige Alkohol wird in entsprechender Art hergestellt. Die Alkohole, die man bei dieser Herstellungsweise erhält, sind nicht genau 80, 70 oder 50%ig, jedoch reicht diese Approximativ-Herstellung zum Wässern bzw. Entwässern der Präparate völlig aus.

Die Alkohole müssen von Zeit zu Zeit erneuert werden. Einerseits kommt es in den Laborräumen bei einer Temperatur von 20° C zu einem Verdunsten des Alkohols, wodurch sich seine Konzentration ändert, andererseits kommt es auch bei jeder Färbung zu einem Abschwimmen von Gewebsfragmenten und manchmal auch von Zellen, die sich, sind sie in größerer Zahl in der einen oder anderen Lösung vorhanden, auf den Präparaten festsetzen können, was zu Fehldiagnosen führen kann. Diesen Effekt kann man durch häufigeres Filtrieren der Alkohole vermeiden. Das Filtrieren muß unter dem Abzug erfolgen. Die Alkohole sind mit Benzol vergällt, das als Cancerogen gilt.

Die Häufigkeit der Filtration bzw. der Erneuerung der Alkohole hängt von der Färbefrequenz des Labors ab. Je mehr gefärbt wird, desto öfter müssen die Alkohole und auch die Farblösungen erneuert werden.

Die Kernfärbung mit *Harris-Hämatoxylin* richtet sich in ihrer Dauer nach dem verwendeten Farbstoff. Es gibt Unterschiede in der Färbeintensität der Fabrikate der einen zur anderen Firma. Die Färbezeit liegt zwischen 2 bis 6 Minuten. Probefärbungen ergeben die optimale Färbedauer. Nach der Differenzierung sind dann die Kerne in der erwünschten Weise dargestellt.

Nach einer gewissen Zeit wird die Kernfärbung schwächer. Beim Stehen der Farblösung kommt es zur Bildung einer metallartigen Oxydationsschicht an seiner Oberfläche, die, wird sie nicht vor der Färbung beseitigt, als schollenartige Niederschläge auf den Ausstrichen erscheint. Das *Harris-Hämatoxylin*, wie auch die anderen Farblösungen, müssen täglich filtriert werden. So kommt es zu einem Verbrauch von Farblösung, der zu einem Schwächerwerden der Kernfärbung führt. Werden etwa 60 Objektträger täglich gefärbt, so empfiehlt es sich, wöchentlich einmal das Hämatoxylin gegen neues auszuwechseln.

Der Salzsäure-Alkohol wird hergestellt, indem man 0,25 ml konz. HCl mit 100 ml 70%igem Alkohol mischt. Diese Lösung nimmt mit der Zeit eine braunrote Farbe an, die auf das gelöste Hämatoxylin zurückzuführen ist. Gleichzeitig verringert sich die Wirksamkeit bzw. muß die Differenzierungszeit verlängert werden. Es ist leicht verständlich, daß man die Verwendungsfähigkeit des HCl-Alkohols dadurch verlängern kann, daß man die Präparate nach der Kernfärbung zunächst in Aqua dest. abspült, um den anhaftenden Farbstoff abzuspülen. Durch die Behandlung der Ausstriche mit Leitungswasser wird zunächst die Salzsäure neutralisiert, schließlich, im alkalischen pH-Bereich, nimmt das Hämatoxylin seinen blauen Farbton an.

Die Färbung mit Orange G führt dazu, daß die Präparate orangefarben werden. Das Waschen in 96%igem Alkohol hat den Sinn, überschüssige Farbe von den Ausstrichen zu entfernen. Man wäscht solange, bis keine Farbwolken

mehr von den Präparaten abgehen. Der 96%ige Alkohol nimmt allmählich die Farbe des Orange G an. Ist die Färbung in ihrer Intensität schon sehr stark, so müssen die Alkohole erneuert werden. Man geht dabei so vor, daß der zweite 96%ige Alkohol an die Stelle des ersten rückt und durch frischen Alkohol ersetzt wird.
Das gleiche gilt für die Färbung mit EA 31. Auch hier müssen die nachfolgenden Alkohole in einer bestimmten Häufigkeit, die von der Färbefrequenz des Labors abhängt, erneuert werden. Geht man dabei in der beschriebenen Art vor, so kann Alkohol gespart werden.
Beide Zytoplasmafarblösungen müssen täglich, oder, wenn nicht täglich gefärbt wird, vor jedem Gebrauch filtriert werden. Die Orange-G-Lösung kann am längsten verwendet werden, EA 31 dagegen sollte, wenn täglich etwa 60 Ausstriche gefärbt werden, alle 14 Tage gewechselt werden.
Der Xylol-Alkohol wird dann unbrauchbar, wenn die Orange-Färbung zu deutlich wird. Er sollte dann durch frischen ersetzt werden.
Das Xylol wird erneuert, sobald es trübe wird. Xylol trübt sich durch Wassereinmischung, wobei Wasser, wie gesagt, eine Lösung mit dem Xylol nicht eingeht. Allerdings ist diese Gefahr bei der *Papanicolaou-Färbung* gering, da die vorangehenden Medien alkoholisch sind.
Präparate, die aus dem Xylol kommen, können

1. mit einem Tropfen Entellan versehen und dann mit einem Deckgläschen eingedeckt werden. Sie sind damit gegen Verschmutzung oder Beschädigung geschützt.
2. mit einem Tropfen Immersionsöl bedeckt werden. Sie können dann mikroskopiert werden, sind aber Beschädigungen und Verschmutzungen durch Staub stark ausgesetzt. Soll das Präparat eingedeckt werden, so muß es erneut in Xylol eingestellt werden, worin sich das Immersionsöl löst. Dann kann es nach dem Auftragen eines Tropfens Eindeckmittel mit einem Deckgläschen eingedeckt werden.
3. Die Präparate können mit einem Eindeckmittel, wie z. B. Entellan®, überzogen werden, das man, ohne ein Deckgläschen zu montieren, härten läßt. Solche Präparate können mit Trockensystemen betrachtet werden. Das Mikroskopieren mit der Immersionsoptik ist nicht zu empfehlen, da das Säubern mit Xylol zur Anlösung des Eindeckmittels führt, ein Faktor, der die optische Güte des Präparates empfindlich stören würde. Will man derartige Präparate mit einem Deckgläschen versehen, so stellt man sie für 24 Stunden in Xylol, wonach das Eindeckmittel so weit gelöst ist, daß ein Tropfen frischen Eindeckmittels aufgetragen und das Deckgläschen montiert werden kann.

In jedem Fall ist darauf zu achten, daß das Xylol nicht verdunstet, wodurch sog. Trocknungseffekte entstehen, die die Beurteilung des Präparates unmöglich machen.

Das Eindeckmittel muß auf den feuchten, aus dem Xylol genommenen Objektträger aufgetragen werden. Es darf nicht zu einer partiellen Trocknung der Ausstriche kommen.

Von den verschiedenen Eindeckmitteln hat sich Entellan® besonders bewährt. Gegenüber den anderen Mitteln hat es den Vorzug, daß es binnen 24 Stunden ausreichend aushärtet, ohne daß eine Behandlung im Wärmeschrank notwendig ist. Weiterhin behält es über Jahre seine glasklare Beschaffenheit. Kanadabalsam dunkelt nach.

Das *Eindecken der Präparate* erfordert einige Übung. Es kommt darauf an, das Deckgläschen so zu montieren, daß der Ausstrich bedeckt ist und daß es an keiner Seite den Objektträger überragt. Weiterhin dürfen keine Luftblasen unter dem Deckgläschen vorhanden sein. Sie stören bei der Betrachtung erheblich. Dort, wo eine Luftblase eingeschlossen ist, kann das Präparat nicht betrachtet werden. Es soll nur soviel Eindeckmittel verwandt werden, daß die Unebenheiten des Präparates ausgefüllt sind und der Raum zwischen Objektträger und Deckglas durch das Eindeckmittel eingenommen ist. Zuviel Eindeckmittel führt dazu, daß es an den Rändern des Deckgläschens hervorquillt und z. T. auf dasselbe hinüberfließt. Solche Präparate müssen nach Härten des Eindeckmittels mit Xylol und einem Leinentuch gereinigt werden. Bei richtiger Eindecktechnik bleibt die Oberfläche des Deckgläschens sauber.

Dazu wird auf die Präparateseite des noch feuchten Objektträgers, an dem Ende des Ausstriches, der der den Objektträger haltenden linken Hand am entferntesten ist, ein Tropfen des Eindeckmittels aufgetragen. Dann wird der Objektträger auf ein Blatt Filterpapier gelegt, ein zuvor bereitgelegtes Deckgläschen mit der Färbepinzette genommen, an der Kante mit Daumen und Zeigefinger der linken Hand gefaßt, so daß die beiden Flächen des Gläschens nicht berührt werden. Dann wird es schräg gegen den Objektträger gehalten und mit der Kante, die den beiden haltenden Fingern am entferntesten ist, jenem dort genähert, wo sich der Tropfen mit dem Eindeckmittel befindet. Sobald das Deckglas mit dem Tropfen Kontakt hat, wird es, noch immer schräg gehalten, dem Objektträger weiter genähert. Dadurch wird die Kante des Deckgläschens mit dem Eindeckmittel benetzt. Durch langsames Senken des Abschnittes, den man zwischen Daumen und Zeigefinger hält, breitet sich das Eindeckmittel kontinuierlich zwischen Objektträger und Deckgläschen in Richtung des Endes des Deckgläschens aus. Schließlich wird es vollends auf den Objektträger herabgedrückt. Das langsame Ausbreiten des Eindeckmittels zwischen Deckglas und feuchtem Objektträger führt dazu, daß Luftblasen erst gar nicht auftreten.

Das Eindecken muß trotzdem in gehöriger Eile vor sich gehen, da ein Austrocknen der Präparate zu schweren Beeinträchtigungen der Qualität der Präparate führen. Solche Ausstriche sind schlechthin unbeurteilbar. Die Eindekkung muß nach Ablösen des Deckgläschens wiederholt werden. Dazu wird das Präparat in Xylol gestellt und darin solange gelassen, bis sich das Deckgläschen ablöst.

Das gewaltsame Abziehen oder Abschieben der Deckgläschen führt zu Verletzungen der Ausstriche und ist daher unter allen Umständen zu vermeiden.

Es empfiehlt sich, das Eindecken an leeren Objektträgern zu üben, bevor man sich an klinische Präparate wagt.

Sind die Präparate mit dem Schreibdiamanten beschriftet, was zumeist der Fall sein wird, so ist darauf zu achten, daß das Eindeckmittel nicht auf die Beschriftung läuft. Da das Eindeckmittel etwa den gleichen Brechungsindex hat wie Glas, ist die Schrift nach Überziehen mit Harz nicht mehr lesbar.

Nach Aushärten des Eindeckmittels können die Objektträger mit Perltusche bezeichnet werden. Durch das Auftragen eines Tropfens Eindeckmittel ist die Beschriftung nach der Härtung unverwischbar.

III. Allgemeine Bemerkungen zur Beurteilung zytologischer Präparate

Wie bereits einleitend festgestellt wurde, beruht die zytologische Diagnostik, wie im Terminus ausgedrückt, darauf, daß besondere Merkmale, die an der Zelle selbst ablesbar sind, festgehalten und ausgewertet werden. Dabei erfolgt ein Vergleich der Zellen miteinander, wobei Unterschiede von einer zur anderen Zelle mehr oder weniger deutlich sein können und damit auch zur Diagnose beitragen.

Im Gegensatz zu histologischen Präparaten fehlen jedoch Aussagemöglichkeiten über das Verhalten der Zellen zur Umgebung (infiltratives Wachstum, destruierendes Wachstum), das mithin die bösartige Geschwulst charakterisiert. Durch den Vergleich zytologischer und histologischer Befunde hat sich jedoch herausgestellt, daß eine weitgehende Übereinstimmung zytologischer und histologischer Diagnosen erreicht werden kann. Das Ausmaß der Übereinstimmung kann bei gewissenhafter und kritischer Betrachtung der Ausstriche bis zu 95% erreichen.

Voraussetzung für eine korrekte Diagnose ist die sorgfältige Musterung der Ausstriche. Dazu muß die gesamte Oberfläche mikroskopiert werden. Man beginnt die Betrachtung an einer Ecke des Präparates, bewegt dieses auf sich selbst zu, verschiebt es dann, sobald man am Rande angelangt ist, um ein Blickfeld weiter und bewegt es mit dem Kreuztisch wieder von sich weg. So wird der gesamte Ausstrich gleichsam in Schlangenlinien an dem Objektiv vorbeigeführt und, falls auffällige Zellgruppen vorhanden sind, werden diese mit stärkerer Vergrößerung betrachtet (Abb. 3).

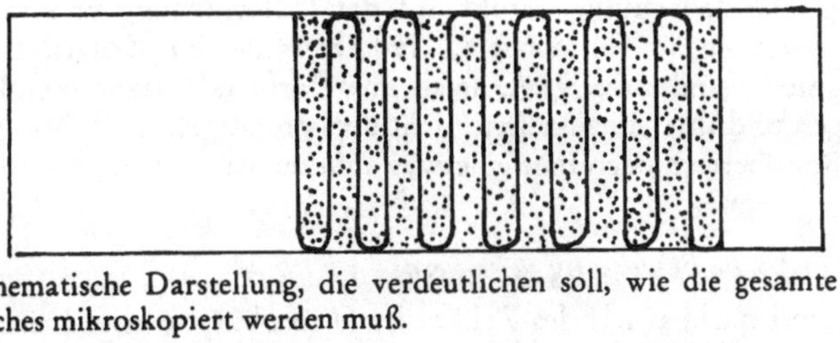

Abb. 3: Schematische Darstellung, die verdeutlichen soll, wie die gesamte Oberfläche des Ausstriches mikroskopiert werden muß.

Die gesamte Oberfläche des Ausstriches muß mikroskopiert werden!

Nur so kann gesagt werden, daß in den Ausstrichen keine pathologischen Zellgruppen oder Zellen vorhanden sind, oder, im positiven Falle, mehr oder weniger viele suspekte Zellen erkennbar sind. Bei dem oft sehr zellarmen Material der Exfoliativzytologie oder den Ausstrichen von Prostataaspiraten können kleine Zellgruppen entscheidend sein. Im letzteren Fall z. B. kann der Ausstrich bis auf ein oder zwei aus Krebszellen bestehende Zellgruppen nur aus Adenomgewebe zusammengesetzt sein. Die Punktionsnadel hat in diesem Fall nur die Peripherie des Tumorbereichs berührt. Diese wenigen typischen Elemente können einem jedoch bei oberflächlicher Betrachtung der Ausstriche entgehen, wodurch ein erheblicher Unsicherheitsfaktor in das Aussagevermögen der Methode eingeführt würde. Auch die Feststellung, daß keine Krebszellen vorhanden sind, muß sich natürlich auf alle zur Verfügung stehenden Ausstriche und deren gesamten Zellgehalt beziehen.

Sind die Präparate aus technischen Gründen nicht oder nur bedingt verwertbar, so muß die Materialentnahme wiederholt werden und der Einsender auf die Fehler, die er begangen hat, aufmerksam gemacht werden. Das gleiche gilt für Prostatapunktate, die keinerlei Epithelien oder nur ganz wenige Epithelien aufweisen. Auch in diesen Fällen muß die Materialgewinnung wiederholt werden.

Sind in den Ausstrichen der Exfoliativzytologie oder der Aspirationszytologie des Harntraktes dagegen keinerlei pathologische Zellen vorhanden, so kann dieser Befund natürlich einen Wert haben. Man bedenke jedoch, daß ein benigner Tumor durch zytologische Techniken im allgemeinen nicht ausgeschlossen werden kann. Andererseits können auch maligne Tumoren in den ableitenden Harnwegen vorhanden sein, ohne daß sich an Hand der zytologischen Untersuchung Krebszellen nachweisen lassen. Der Einsender wird in solchen Fällen die Existenz der vermuteten Geschwulst mit anderen Techniken entweder nachweisen oder ausschließen müssen.

Der Ausschluß des Vorhandenseins einer malignen Geschwulst ist mit zytologischen Techniken nicht möglich. Die Untersuchung kann nur einen evtl. vorhandenen Verdacht bestätigen, d. h. die mutmaßliche Diagnose wahrscheinlich machen.

Die zytologische Beurteilung beruht auf der Untersuchung von Einzelzellen, möglichst mehreren je Gesichtsfeld, und von kleinen Zellgruppen. Große Gewebsfragmente sind ungeeignet, da sie im gefärbten Zustand vom Licht nicht durchdrungen und ihre Einzelheiten nicht optisch aufgelöst werden. Manchmal kann der Randbereich, der häufig etwas dünner ist, zur Auswertung beitragen.

In die diagnostische Bewertung gehen ein:

Die Größe und Färbbarkeit des Zellkernes (Anisokaryose und Heterochromasie, Hyperchromasie).

Das Vorhandensein von Riesenkernen, die sich oft besonders stark färben.

Die Störung der Kernplasmarelation und ihre Verschiebung zugunsten der Kerne.

Die Vergröberung der Kernstrukturen (des Chromatingerüstes).

Die Vergrößerung der Kernkörperchen.

Pathologische Zellteilungen (Mitoseanomalien).

Beurteilt man die Zellen entsprechend diesen Charakteristika, so kommt man einerseits zu deutlich positiven Befunden, die die vermutete Krebsdiagnose bestätigen, andererseits jedoch auch zu negativen Befunden, d. h. zur Feststellung, daß keine Krebszellen in den Ausstrichen vorhanden sind.

Daneben gibt es jedoch Ausstriche, die weder der einen noch der anderen Gruppe zugeordnet werden können. Hierbei handelt es sich um Befunde, die dringend durch eine histologische Untersuchung oder eine andere Technik geklärt werden müssen. Da dem Einsender die Problematik bei der Beurteilung zytologischer Ausstriche häufig nicht geläufig ist, müssen diese Befunde dementsprechend festgehalten und dem Einsender mitgeteilt werden. An ihnen wird die Grenze der zytologischen Technik deutlich. Der gut unterrichtete Einsender wird bemüht sein, im Falle eines unsicheren oder zweifelhaften Befundes seine Diagnose durch andere Methoden zu prüfen, bzw. die Einsendung zu wiederholen.

Wir selbst unterteilen also unsere Befunde in die Gruppen negativ, unsicher-fraglich und positiv. Entsprechend dem Vorschlag von PAPANICOLAOU[1-4] halten wir uns an folgendes Schema:

Gruppe I: keine anormalen oder atypischen Zellen
Gruppe II: atypische Zellen sind vorhanden, jedoch keine pathologischen Zellen.
Gruppe III: Zellen mit pathologischen Zeichen sind vorhanden, diese reichen jedoch nicht aus, um sie eindeutig als Krebszellen zu charakterisieren. Es besteht jedoch ein gewisser Verdacht.
Gruppe IV: pathognomonische, d. h. krebsverdächtige Zellen, finden sich in geringer Zahl.
Gruppe V: pathognomonische, d. h. krebsverdächtige Zellen, finden sich in großer Zahl.

Gruppe I und II fassen also negative, die Gruppe III unsichere Befunde und die Gruppen IV und V positive Befunde zusammen. Es empfiehlt sich, dem Einsender diesen Bewertungsmodus, möglichst als Vordruck auf dem Befundbogen, der ihm zugesandt wird, mitzuteilen.

---

1 PAPANICOLAOU, G. N. and MARSHALL, V. F.: Urine sediment smears as an diagnostic procedure in cancers of the urinary tract. Science *101*, 519 (1945).

2 PAPANICOLAOU, G. N.: Cytology in urine sediments in neoplasms of the urinary tract. J. Urol (Baltimore) *57*, 375 (1947).

3 SCHMIDLAPP, C. J. II and MARSHALL, V. F.: The detection of cancer cells in the urine; a clinical appraisal of the Papanicolaou method. J. Urol (Baltimore) *59*, 599 (1948).

4 CHUTE, R. and WILLIAMS, D. W.: Experiences with stained smears of cells exfoliated in the urine in the diagnosis of cancer in the genitourinary tract: a preliminary report. J. Urol (Baltimore) *59*, 604 (1948).

IV. Die Materialgewinnung und zytologische Auswertung

A. Materialgewinnung aus dem Urin (Exfoliativzytologie) und Beurteilung der gefärbten Ausstriche

Die Exfoliativzytologie macht sich die Tatsache zunutze, daß der Zellbestand der meisten Gewebe des menschlichen Organismus einer ständigen Erneuerung ausgesetzt ist. Dem Zellverlust steht eine Neubildung von Zellen gegenüber, die den zahlenmäßigen Zellbestand des Körpers garantiert. Der Zellverlust erfolgt in den meisten Organen durch Zelluntergang mit Resorption der Reste, an Schleimhäuten, d. h. an Geweben, die an eine Oberfläche grenzen, durch Desquamation.

Die ableitenden Harnwege sind zum größten Teil mit Übergangsepithel ausgekleidet, dessen oberflächliche Zellen abschilfern und von der in der Tiefe gelegenen Regenerationsschicht her ersetzt werden. Die abgelösten Zellen werden mit dem Urin ausgeschieden.

Bei Tumoren besteht ein Ungleichgewicht zwischen Zelluntergang und Regeneration, das zu einer Vergrößerung der Geschwulst durch Zunahme der Zellzahl führt. Dennoch kommt es zu einem Zelluntergang, dessen Ausmaß unter anderem von der Lebensdauer der einzelnen Tumorzelle abhängt. Bei den exophytisch wachsenden Tumoren des Übergangsepithels kommt es zu einer Abschilferung der oberflächlichen Zellen, die, genau wie die normalen Oberflächenepithelien, im Urin erscheinen und den Körper über die ableitenden Harnwege verlassen.

Dabei handelt es sich zum großen Teil um abgestorbene Zellen, die durch die Einwirkungen des Urins morphologisch verändert werden. Andererseits dürfte die Überlebenszeit vital abgeschilferter Zellen im Urin auch nur kurz sein.

Die Bedeutung dieser postmortalen oder supravitalen Veränderungen für die zytologische Beurteilung liegt auf der Hand. Eine einwandfreie zytologische Diagnostik läßt sich nur an Zellen erstellen, die in möglichst lebensnahem Zustand fixiert worden sind. Man muß also bemüht sein, möglichst frische Zellen der Untersuchung zuzuführen. Auf der anderen Seite muß die zahlenmäßige Ausbeute auch hoch genug sein, denn, je mehr charakteristische Zellen in einem Ausstrich vorhanden sind, desto sicherer kann die Diagnose gestellt werden. Dieser Bedingungen muß man sich bewußt sein, will man die zytologische Urinuntersuchung im Rahmen einer urologischen Tumordiagnostik mittels Exfoliativzytologie durchführen.

Es hat sich gezeigt, daß eine milde Diurese, wie sie durch das Trinken einer größeren Flüssigkeitsmenge hervorgerufen wird, zu einer Zunahme der Ausbeute an guterhaltenen Zellen im Urin führt. Einerseits dürfte der Spüleffekt der über die Nieren ausgeschiedenen Flüssigkeit die Abschilferung begünstigen, andererseits wird die anfallende Flüssigkeitsmenge auch genügend schnell aus der Harnblase entleert. So ist die Zeit, die für Veränderungen der Zellen durch die Einwirkung des Urins zur Verfügung steht, relativ gering. Man erhält bei Anwendung dieser Technik verhältnismäßig viele Zellen, die sich in einem Zustand befinden, der dem Bild der lebenden Zelle recht ähnlich ist.

1. Technik der Materialgewinnung aus dem Urin

Der Patient wird am Morgen des Untersuchungstages angehalten, die Harnblase zu leeren und dann etwa einen Liter Flüssigkeit (Tee, Saft o. ä.) zu sich zu nehmen. Am Untersuchungsort wird er aufgefordert, Wasser zu lassen. Diese Urinmenge dient als Ausgangsmaterial für die zytologische Untersuchung.

Es hat wenig Sinn, den ersten Morgenurin zu verwenden, da anzunehmen ist, daß ein großer Teil der Zellen sich schon mehrere Stunden lang in dem Urin befunden hat. Postvitale Veränderungen sind an den meisten Zellen zu bemerken. Die zytologische Beurteilung wird durch diese Alterationen erheblich erschwert, oft sogar unmöglich gemacht.

Der am Untersuchungsort gewonnene Urin wird in große Zentrifugengläser gefüllt und dann bei 1000 bis 2000 U/min 10 Minuten lang abzentrifugiert. Danach wird der Überstand abpipettiert, das Zentrifugat in einem in der Spitze des Zentrifugenglases belassenen Urinrest von etwa 0,5 ml aufgeschwemmt. Von dieser Suspension wird ein Tropfen auf jeden Objektträger gegeben und nach Art eines Blutausstriches verteilt. Vor dem Herstellen der Ausstriche werden die Objektträger mittels Schreibdiamanten mit der Eingangsnummer des Labors bzw. dem Namen des Patienten versehen.

Um den Ausstrich herzustellen, wird der Tropfen mit den Zell- und Gewebsfragmenten an einem Ende des Objektträgers aufgetragen. Dann wird ein weiterer Objektträger, der als Instrument zum Ausstreichen dient, schräg gegen den ersteren gehalten und, von dessen leerer Seite kommend, an den Tropfen herangeführt, bis er Kontakt mit diesem hat und er sich entlang der Objektträgerkante ausbreitet. Durch behutsames Schieben des noch immer schräg gehaltenen Objektträgers gegen das freie Ende des ersteren hin verteilt sich die Flüssigkeit. Sie folgt dem Objektträger, wodurch die Zellen und Gewebsfragmente verteilt werden, ohne selbst traumatisiert zu werden (Abb. 4). Auf diese Weise werden mehrere Objektträger mit Urinausstrichen versehen und, bevor sie eintrocknen, durch Einstellen in die Fixierflüssigkeit oder durch Besprühen mit derselben fixiert (siehe unter Fixierung).

Beim Herstellen der Ausstriche muß unbedingt vermieden werden, daß die Zellen traumatisiert werden. Veränderungen der Zellform sowie Zerreißungen sind die Zeichen fehlerhaft angefertigter Ausstriche.

Ein oft gemachter Fehler ist, daß der Tropfen mit den auszustreichenden Zellen vor dem schräg gehaltenen Objektträger hergeschoben wird. Dabei kommt es

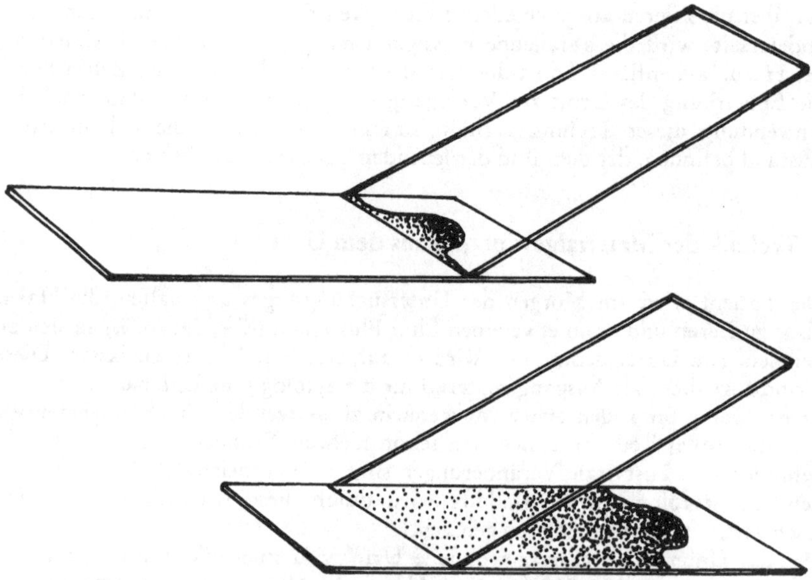

Abb. 4: Die Technik des Ausstreichens der Sedimente bzw. Punktate.

einerseits dazu, daß der größte Teil des Materials an einem Ende des Objektträgers deponiert wird, andererseits die wenigen Zellen, die unter dem zum Ausstreichen benutzten Gläschen hindurchgelangen, sich durch den engen Spalt zwischen beiden Gläsern hindurchgezwängt haben und dabei traumatisiert wurden.

Bei richtiger Technik bewegt und verteilt sich das auszustreichende Material im Sog des vorangehenden Objektträgers, so daß mechanisch bedingte Läsionen nicht vorkommen.

Zum Abpipettieren des Urins empfiehlt es sich, große Sicherheitspipetten oder den Peleusball zu verwenden. Wird das Zentrifugat in der geringen Urinmenge aufgeschüttelt, so sollte das nicht allzu heftig geschehen. Saugt man die Aufschwemmung in eine 1 ml Pipette auf, um die Ausstriche herzustellen, so soll das Eintreten von Luft in die Pipette ebenso wie das Auf- und Abpipettieren der Suspension vermieden werden. Beides führt zu Läsionen der Zellen und schränkt die Zahl der zytologisch beurteilbaren und oft ohnehin nur recht seltenen Zellen nicht unerheblich ein.

Zum Auftragen der Zellsuspension benutzt man 1 ml Sicherheitspipetten, graduierte Pipetten mit Peleusball oder Pasteurpipetten.

Gelingt der Nachweis von Tumorzellen in den Ausstrichen, so können jene aus dem Nierenbecken, dem Ureter, der Harnblase oder der Harnröhre stammen.

Durch röntgenologische Methoden oder durch Zystoskopie muß die Geschwulst lokalisiert werden.
Besteht dagegen aufgrund anderer Untersuchungsbefunde der Verdacht eines Harnblasentumors, so kann man die zytologischen Präparate aus der zu einer Blasenspülung verwandten Flüssigkeit herstellen. Als Spülflüssigkeit eignet sich physiologische Kochsalzlösung oder 5%ige Glukoselösung. Davon werden 200 ml mit einem Katheter in die Harnblase instilliert und diese, nachdem man die Flüssigkeit in ein Glas hat ablaufen lassen, als Ausgangsmaterial für die Präparate genommen, wobei der weitere Gang der Verarbeitung der Herstellung von Ausstrichen aus dem Urin gleicht.
Eine weitere Voraussetzung für die Gewinnung guter zytologischer Präparate, sei es aus dem Spontanurin oder ausgehend von einer Blasenspülung, ist die Verwendung gut gereinigter und mit einem Detergents behandelter Objektträger. Die Benutzung fettiger Objektträger führt dazu, daß sich Zellen bei der Fixierung und Färbung ablösen, was natürlich zu einer mehr oder weniger großen Einschränkung des Ausgangsmaterials führt.
Weiterhin kann das Haften der Zellen auf den Objektträgern dadurch verbessert werden, daß man diese kurz vor dem Auftragen der Zellsuspension mit einem dünnen Film von Albumin-Glyzerin (Merck) überzieht. Weiterhin eignet sich eine Pectin-Glycerin-Mischung als Adhäsivschicht. Die Mischung wird aus 0,2 g Pectin hergestellt, die in 40 ml Glyzerin gelöst werden. Mit Aqua dest. wird auf 1000 ml aufgefüllt (ROFE[1]).

2. Die Beurteilung des diagnostischen Wertes der Exfoliativzytologie aus dem Urin

Die Herstellung von Ausstrichen aus dem Urin, die für die zytologische Färbung und Beurteilung geeignet sind, ist verhältnismäßig einfach, verglichen mit vielen anderen diagnostischen Maßnahmen, die derzeit in der Fach- oder Allgemeinpraxis durchgeführt werden. Unserer Meinung nach kann jeder niedergelassene Arzt bei dem Verdacht eines malignen Tumors im Bereich der ableitenden Harnwege eine zytologische Untersuchung veranlassen. Voraussetzung ist allein die Herstellung und Fixierung geeigneter Ausstriche, wie sie in dem entsprechenden Kapitel beschrieben ist.
Will man eine Methode in das diagnostische Repertoire neuaufnehmen, so muß man sich zunächst über den Wert dieser Methode Gedanken machen. Es gilt, sich darüber klar zu werden, unter welchen Bedingungen sie eingesetzt werden kann und welche Aussagen sie gestattet. Weiterhin interessiert natürlich die Genauigkeit, mit der die diagnostische Bewertung erfolgt, bzw. erfolgen kann.

[1] ROFE, P.: The cells of normal human urine. A quantitative and qualitative study using a new method of preparation. J. Clin. Path. *8*, 25 (1955).

Zunächst muß wiederholt werden, daß zytologische Methoden in der Urologie z. Zt. *Suchmethoden* darstellen. Sie können Hinweise geben auf das Vorhandensein einer malignen Geschwulst im Bereich der ableitenden Harnwege. *Die histologische Bestätigung des Befundes ist in der Regel erforderlich.*
Zytologische Befunde haben in der Bewertung urologischer Tumoren nur hinweisenden, niemals dagegen einen ausschließenden Wert. *Finden sich im Urin keine Zellen mit den Charakteristika von Karzinomzellen, so will das nicht heißen, daß eine bösartige Geschwulst im Bereich der ableitenden Harnwege nicht doch vorliegen kann.*
Über das Vorhandensein gutartiger Neubildungen sagt die zytologische Untersuchung ohnehin zumeist nichts aus.

Die Zellen der recht häufigen gutartigen Geschwülste des Übergangsepithels, der sogenannten Papillome, können zytologisch in der Mehrzahl der Fälle von den normalen Übergangsepithelien nicht abgegrenzt werden. Sie werden nicht als Tumorzellen erfaßt.

Dabei ist festzuhalten, daß gutartige Neubildungen des Übergangsepithels, verglichen mit dessen bösartigen Geschwülsten, verhältnismäßig häufig sind. Diese Papillome stellen etwa 20–40% aller Geschwülste des Übergangsepithels (Friedman und Ash[2]; Frankson[3]). Derartige Tumoren können also nur histologisch nachgewiesen werden; ihre Zellen entziehen sich dem zytologischen Nachweis bzw. sind im zytologischen Präparat zumeist nicht als Tumorzellen auffällig. Weiterhin scheint es außerdem noch Zwischenformen zu geben, die weder dem Papillom noch dem papillären Blasenkarzinom zugerechnet werden können. Ihre zytologische Erfassung, bzw. korrekte Einstufung aufgrund einer zytologischen Untersuchung ist sicherlich sehr schwierig.
In jedem Fall sollte das diagnostische Vermögen eines Labors an Hand der histologischen Befunde beurteilt werden. Man sollte die zytologische Beurteilung stets unter Zuhilfenahme des histologischen Befundes kontrollieren. Eine intime Zusammenarbeit zwischen Einsender und zytologischem Labor ist dafür notwendig.
Umiker[4] hat 1964 die zytologische Literatur, die die ableitenden Harnwege betrifft, auf die Genauigkeit, die die Methode bietet, durchgesehen. Der Autor fand große Varianten in der Sicherheit der zytologischen Beurteilung der Ausstriche bei Verdacht eines malignen Tumors des Übergangsepithels mit einer Verläßlichkeit von 41,2%, die von Feeney[5] et al. angegeben wurde bis zu

---

[2] Friedman, N. B. und Ash, J. E.: Tumors of the urinary bladder. In *Atlas of tumor pathology*, Section VIII, Fasc. 31a, Washington.
[3] Frankson, C.: Tumours of the urinary bladder. Acta Chir. Scand., suppl. 151 (1950).
[4] Umiker, W.: Accuracy of cytologic diagnosis of cancer of the urinary tract. Acta Cytol. Balt. *8*, 186 (1964).
[5] Feeney, M. J., Mullenix, R. B., Prentiss, R. J., Martin, P. L. and Slate, T. A.: Cytological studies of the urine: preliminary report. J. Urol (Baltimore) *79*, 589 (1958).

100%, die HARRISON, BOTSFORD UND TUCKER[6] berichteten. Diese Unterschiede sind sicherlich zu einem Teil auf die verschiedenen Techniken in der Herstellung der Präparate zurückzuführen, wie auch auf die unterschiedlich große Zahl von Ausstrichen, die je Patient zur Verfügung stand. Andererseits mag die Formulierung der zytologischen Diagnose eine Rolle spielen. Während einige Zentren die PAPANICOLAOU-Gruppen III, IV und V als positiv im Simme des Nachweises eines malignen Tumors rechnen, und damit die falsch negativen Ergebnisse reduzieren, dafür jedoch falsch positive Befunde in Kauf nehmen, werden in anderen Labors nur Ergebnisse der Gruppe V, mit vielen deutlich malignen Zellen, als Nachweis eines malignen Tumors angesehen. Befunde, die in die Gruppen III und IV fallen, werden als suspekt, als Verdachtsfälle, registriert. In diesem Fall besteht die Gefahr falsch negativer Befunde, d. h., daß selbst bei Vorliegen eines malignen Tumors nur der Verdacht des Vorhandenseins von Zellen mit den Charakteristika maligner Zellen in den Ausstrichen geäußert wird.

Wir selbst halten im Zweifelsfalle das zuletzt genannte Vorgehen für günstiger. Die Mitteilung eines Verdachts des Vorhandenseins von Krebszellen in den Präparaten wird den Einsender zu weitergehenden Untersuchungen veranlassen, die dann evtl. einen deutlicheren Befund liefern. Die Aufmerksamkeit des einsendenden Arztes ist geweckt. Sie wird ihn dazu bringen, durch andere Methoden die Ursache des Krebsverdachtes weiter einzukreisen.

Falsch positive Befunde sind für die Klinik weniger gut tragbar als falsch negative, da sie unter Umständen zu inadäquaten Maßnahmen veranlassen. Überhaupt muß die Befundung mit einem Höchstmaß an Kritik erfolgen, ebenso, wie bei der Bewertung eines zytologischen Befundes die methodischen Grenzen stets im Auge behalten werden müssen.

Ein Teil der Fehldiagnosen scheint jedoch darauf zurückzuführen zu sein, daß es manchmal sehr schwer fällt, auch am histologischen Schnitt die Grenzen zwischen dem gutartigen Papillom und dem gut differenzierten papillären Blasenkarzinom zu ziehen. Die Unterscheidung dieser Geschwulstformen wird in den verschiedenen pathologisch-anatomischen Labors unterschiedlich gehandhabt. Daß die zytologische Beurteilung an diesem Material schwerfällt – es stehen ja weniger Unterscheidungsmerkmale zur Verfügung als am histologischen Schnitt – nimmt dabei nicht Wunder.

---

[6] HARRISON, J. H., BOTSFORD, T. W. and TUCKER, M. R.: The use of the smear of the urinary sediment in the diagnosis and management of neoplasm of the kidney and bladder. Surg. Gynec. Obstet. *92*, 129 (1951).

3. Die zytologische Beurteilung der Ausstriche der Exfoliativzytologie

Voraussetzung für die Beurteilung der in Urinsedimenten vorhandenen Zellen ist eine Kenntnis des histologischen Aufbaus des Übergangsepithels. Es kleidet Nierenbecken, Harnleiter, Harnblase und den Anfangsabschnitt der Harnröhre aus.

Dabei handelt es sich um ein mehrreihiges Epithel, dessen Höhe Schwankungen unterliegt. Je nach dem Dehnungszustand, dem die Wand der Harnblase z. B. ausgesetzt ist, ist sein Epithelüberzug höher oder flacher. Der Basalmembran sitzen relativ kleine Zellen auf, die für die Regeneration desquamierter Zellen sorgen. Es folgen zwei bis drei Reihen etwas größerer und bei entspannter Wand länglicher Zellen mit kurzem schwanzartigem Zellfortsatz, der zur Basalmembran zieht. An der Oberfläche finden sich sehr große, z. T. zwei- oder dreikernige Zellen, die über lange Zytoplasmaausläufer mit der Basalmembran Kontakt haben. Diese Deckzellen schilfern ständig in kleiner Zahl ab und erscheinen im Urin. Zellen aus tieferen Schichten fehlen normalerweise im Urin. In den Sedimenten der *Exfoliativzytologie* fallen im Normalfall neben wenigen granulierten Leukozyten nur die Deckzellen auf.

Anders ist die Situation bei der *Aspirationszytologie* aus der Harnblase. Saugt man Zellmaterial von der Schleimhautoberfläche ab, so sind in den Ausstrichen kleinere, mehr oder weniger geschwänzte Zellen erkennbar. Dabei handelt es sich um Zellen aus tieferen Schichten des Übergangsepithels. Die Deckzellen runden sich ab und verlieren somit ihren langen Zytoplasmaausläufer, bzw. verleiben sich diesen ein.

Neben den Bestandteilen des Übergangsepithels können in den Sedimentausstrichen Gesunder Zellen des die Harnröhre auskleidenden Epithels gefunden werden.

Bei der *weiblichen Harnröhre* findet man im Anfangsabschnitt als Fortsetzung der Auskleidung der Harnblase noch ein Übergangsepithel. Stellenweise kann auch ein mehrreihiges prismatisches Epithel vorhanden sein. Der Endabschnitt ist jedoch mit einem unverhornten Plattenepithel versehen.

Die *männliche Harnröhre* ist in ihrem Anfangsabschnitt, der pars prostatica, teilweise noch von Übergangsepithel ausgekleidet, das in ein mehrschichtiges prismatisches Epithel übergeht, welches pars membranacea und pars pendulans bis zur Fossa navicularis hin überzieht. Die Fossa navicularis besitzt ein unverhorntes geschichtetes Plattenepithel, das sich in das Plattenepithel der Glans penis fortsetzt.

In den Sedimentausstrichen der Exfoliativzytologie können also auch normalerweise Plattenepithelien vorkommen. Es ist falsch, in diesem Falle eine Plattenepithelmetaplasie oder ein Plattenepithelkarzinom der Harnblase oder der übrigen ableitenden Harnwege zu vermuten.

Weiterhin trifft man auch im Normalfall Leukozyten an, die durch die Einwirkung des Urins mehr oder weniger stark alteriert sein können.

4. Die zellulären Bestandteile der Ausstriche der Exfoliativzytologie

a) *Normale Zellen*

In den Ausstrichen der Urinsedimente von Patienten ohne Tumor in den ableitenden Harnwegen fallen als Bestandteile des Übergangsepithels dessen *Deckzellen* auf. Dabei handelt es sich um großflächige Zellen mit längsovalem bis rundem Zelleib. Sie besitzen einen großen Kern mit mehr oder weniger deutlichen Nukleolen (Abb. 5). Die Größe des Kernes steht durchaus im richtigen Verhältnis zur Größe des Zelleibes, d. h., zu dem großflächigen Zelleib gehört ebenfalls ein großer Kern. Die Farbintensität des Zellkernes entspricht der normaler Zellen. Das Zytoplasma färbt sich mit EA 31 grün an.

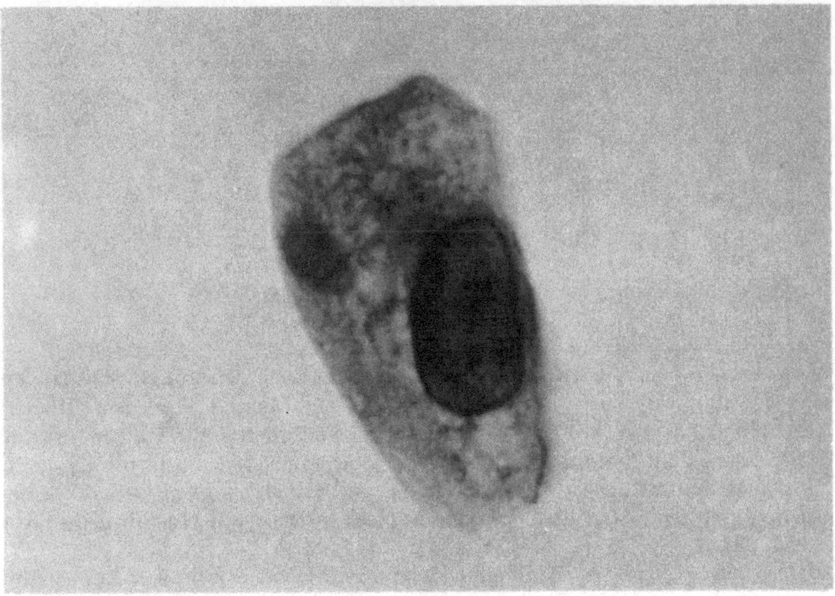

Abb. 5: Einkernige Deckzelle des *normalen Übergangsepithels*. Vergr. 1300 ×.

Neben diesen einkernigen Deckzellen kommen auch solche mit zwei Kernen vor (Abb. 6). Jeder dieser beiden Kerne ist zumeist kleiner als im erstgenannten Fall. Auch die Kerne der zweikernigen Deckzellen lassen sich mit Hämatoxylin Harris mit der von normalen Zellen gewohnten Farbintensität darstellen. Der Zelleib färbt sich grün ab.

Weiterhin kommen in wechselnder Zahl *granulierte Leukozyten* zur Darstellung. Sie gleichen dem Bild, das man von Blutausstrichen kennt, soweit ihre Morphologie betroffen ist. Die segmentierten Kerne färben sich dunkelblau, die Zelleiber grün bis rosafarben.

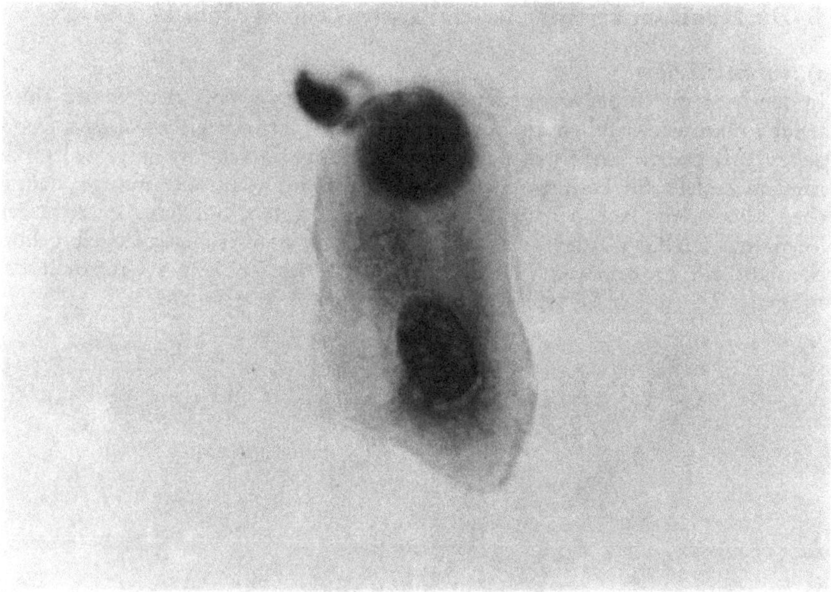

Abb. 6: Zweikernige Deckzelle des *normalen Übergangsepithels.* Vergr. 1300 ×.

Weiterhin können *Plattenepithelien* in verschieden großer Zahl vorhanden sein. Sie stammen von der Fossa navicularis des Mannes bzw. dem äußeren Abschnitt der Harnröhre der Frau und fallen durch den großflächigen, oft fast rechteckigen Zelleib auf, der sich entweder grün oder blaß rosafarben darstellt. Die Zellen besitzen in der Regel nur einen, im Vergleich zu den Deckzellen des Übergangsepithels, sehr kleinen Kern, der sich intensiv mit Hämatoxylin färbt (Abb. 7, 8).

Andere Bestandteile der Sedimente, wie Kristalle oder Zylinder, können im Zusammenhang mit der Tumorzytologie vernachlässigt werden. Ihre Berücksichtigung trägt nichts zur zytologischen Diagnostik bei.

b) *Tumorzellen*

α. *Papillome des Übergangsepithels*

Papillome sind gutartige Tumoren des Übergangsepithels. Ihr bevorzugter Sitz ist die Harnblase. Sie bestehen aus vielen Zotten mit einem zarten Stroma, dessen Epithelbelag verschieden hoch sein kann. Das Epithel des Papilloms gleicht morphologisch oft weitgehend dem normalen Übergangsepithel. Seine Deckzellen erreichen allerdings oft nicht die Größe der Deckzellen der gesunden Schleimhaut.

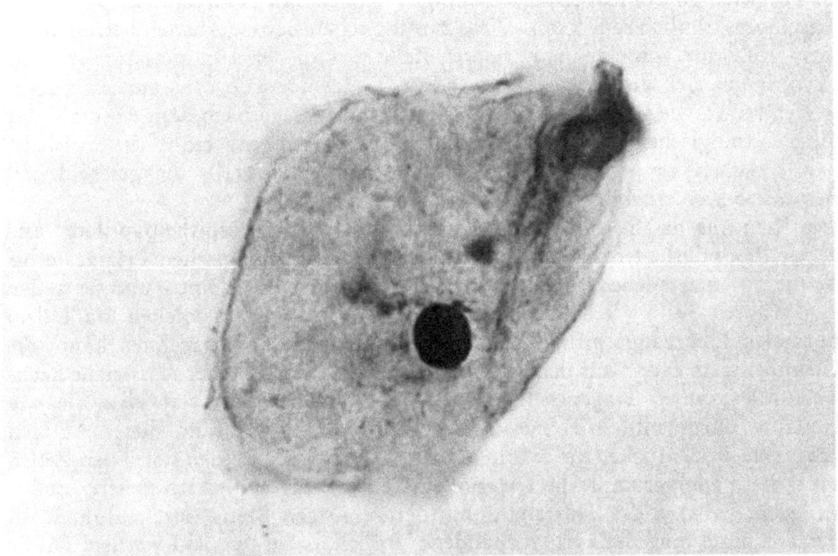

Abb. 7: *Normale Plattenepithelzelle* aus dem Spontanurin. Vergr. 1300 ×.

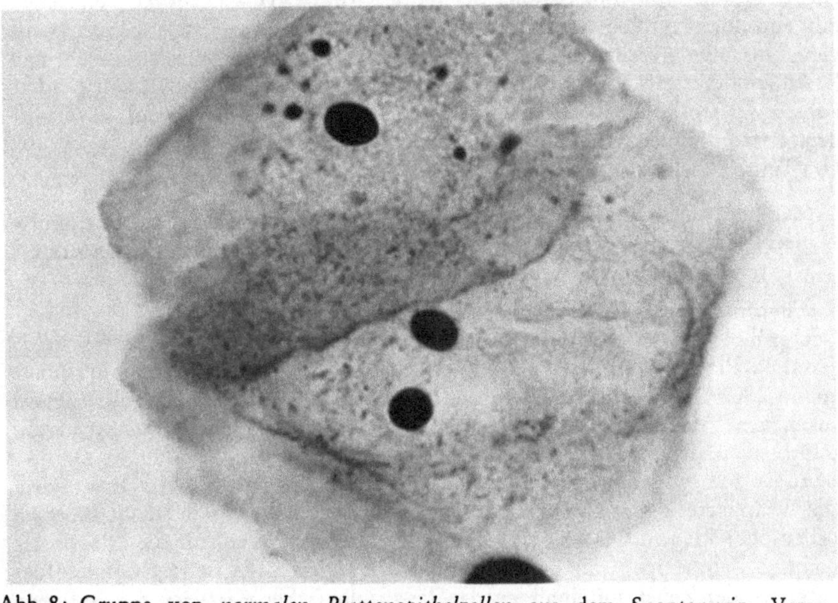

Abb. 8: Gruppe von *normalen Plattenepithelzellen* aus dem Spontanurin. Vergr. 1300 ×.

Gelegentlich gibt es jedoch Abweichungen im Zellbild, das dem eines papillären Karzinoms ähnlich sein kann. Diese zytologischen Besonderheiten betreffen die Kerngröße, die von einer zur anderen Zelle verschieden sein kann, die Intensität, mit der sich die Kerne färben, die z. T. die normale Farbintensität übertreffen kann, wie auch die Höhe des Epithelbelages. Je nach dem Ausmaß, das diese zytologischen bzw. histologischen Veränderungen (Höhe des Epithels) hat, sprechen wir vom Papillom mit Atypien, oder, falls die geschilderten Besonderheiten erheblich sind, vom Carcinoma in situ.

Die Kenntnis des histologischen Aufbaus des Übergangsepithelpapilloms und seiner Besonderheiten ist für das Verständnis der zytologischen Präparate bei Vorliegen eines solchen Tumors sehr wichtig. Es gibt Papillome – und sie stellen den größten Teil – deren Epithel morphologisch in einem solchen Maße dem normalen Übergangsepithel gleicht, daß man nicht damit rechnen kann, die Geschwulst an Hand aus dem Urin hergestellter, zytologischer Ausstriche nachweisen zu können. Dagegen kann man Papillome mit Epithelatypien, die, wie eingangs dargestellt, z. T. zytologisch faßbar sind, an Hand dieser Atypien erkennen. Je deutlicher die zytologischen Unterschiede zu den normalen Zellen sind, desto leichter kann die Diagnose gestellt werden und desto sicherer ist sie. In jedem Falle ist die Beurteilung mit der gehörigen Kritik durchzuführen. In der Diagnose muß der evtl. vorhandene Vorbehalt ausgedrückt werden. Dieser kommt in der zytologischen Kategorie zum Ausdruck, die man den Zellen des Ausstriches beimißt. Ein Befund, der in die Gruppe III – Vorliegen von Zellen mit einzelnen zytologischen Charakteristika von Krebszellen – gehört, wird dem Einsender voreilige therapeutische Maßnahmen unangebracht erscheinen lassen, andererseits jedoch zu weitergehenden Untersuchungen (Röntgendiagnostik, Zystoskopie) veranlassen. So werden falsch positive Befunde vermieden. Letzten Endes muß die histologische Untersuchung ergeben, welche Art von Tumor vorliegt.

Man bedenke vor allem, daß man mit der Urinzytologie aufgrund morphologischer Gegebenheiten den größten Teil der Papillome nicht erfassen kann.

β. *Karzinome des Übergangsepithels*

Der größte Teil der Karzinome des Übergangsepithels ist papillär bis solide gestaltet. Plattenepithelkrebse kommen in 4,5 bis 6,7% vor, Adenokarzinome nur in 2%. Die zytologischen Besonderheiten dieser Geschwülste sind zumeist ausreichend deutlich, um die Diagnose an Hand des nach PAPANICOLAOU gefärbten Ausstriches stellen zu lassen.

Dazu ist von großer Bedeutung, daß der gesamte Ausstrich durchmustert wird. Die Präparate der Exfoliativzytologie sind selten reich an desquamierten Zellen oder kleinen Gewebsfragmenten. Evtl. lohnt es sich, für die Diagnostik wichtige Zellgruppen mit dem Filzstift zu markieren. Es ist insbesondere der Vergleich der Zellen miteinander, der die zytologischen Kriterien der malignen Zelle erkennen läßt.

Berücksichtigung finden: Die Kernplasmarelation, der Vergleich der Kerngrößen (Anisokaryose), der Vergleich der Färbbarkeit der Zellkerne (Heterochromasie), die Färbbarkeit des einzelnen Kernes (Hyperchromasie), die absolute Kerngröße und die Größe der Kernkörperchen.

Diese einzelnen Malignitätskriterien können mehr oder weniger deutlich vorhanden sein. Sie können allesamt an den Zellen eines Ausstriches ablesbar sein. In diesem Fall ist die Diagnose nicht schwer zu stellen. Sind sämtliche Malignitätskriterien erfüllt, so kann man sagen, daß nach zytologischen Gesichtspunkten Karzinomzellen nachweisbar sind, was der Gruppe *Papanicolaou* IV oder V entspricht. Sind einzelne dieser Kriterien nicht vorhanden, so kann die Diagnose des Vorhandenseins von Krebszellen nicht mit Sicherheit gestellt werden. Dabei kommt den einzelnen Malignitätskriterien ein bestimmter Wert zu, der in der Reihenfolge, in der sie aufgeführt sind, zum Ausdruck gebracht werden sollte. Im Vordergrund steht die Verschiebung der Kernplasmarelation zugunsten der Kerne, die an den Zellen der Abb. 9 und 10 besonders deutlich ist. Man vergleiche dazu die Abb. 11, 12 und 13.

Nun weisen nicht etwa alle Zellen eines Ausstriches diese Besonderheit im gleichen Maße auf. In den Sedimentausstrichen eines Patienten mit einem Blasen-

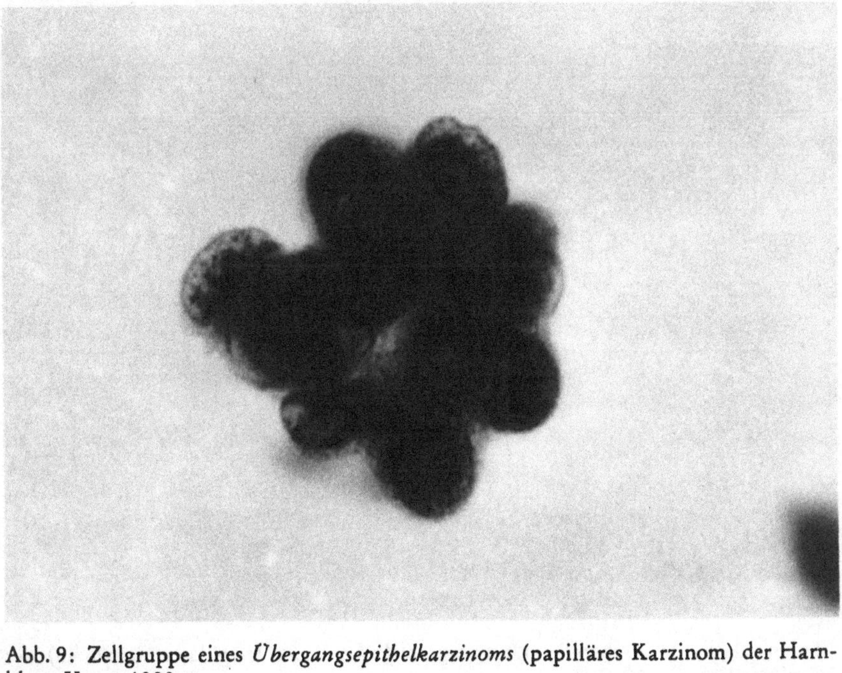

Abb. 9: Zellgruppe eines *Übergangsepithelkarzinoms* (papilläres Karzinom) der Harnblase. Vergr. 1300 ×.

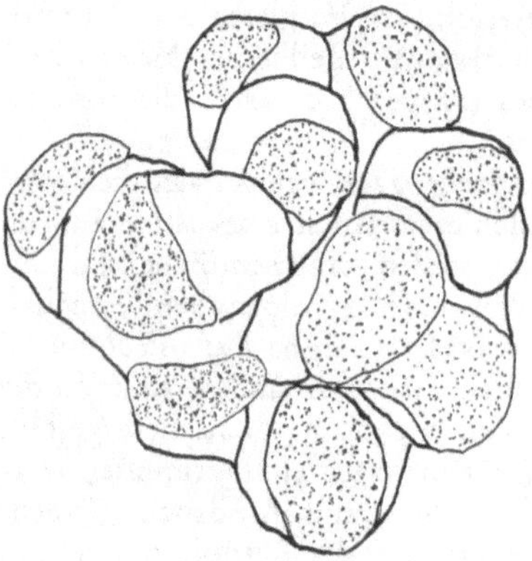

Abb. 10: Die Umrißzeichnung verdeutlicht die Verschiebung der Kernplasmarelation zugunsten der Kerne, die die Zellen der Abb. 9 unter anderem als Krebszellen charakterisiert.

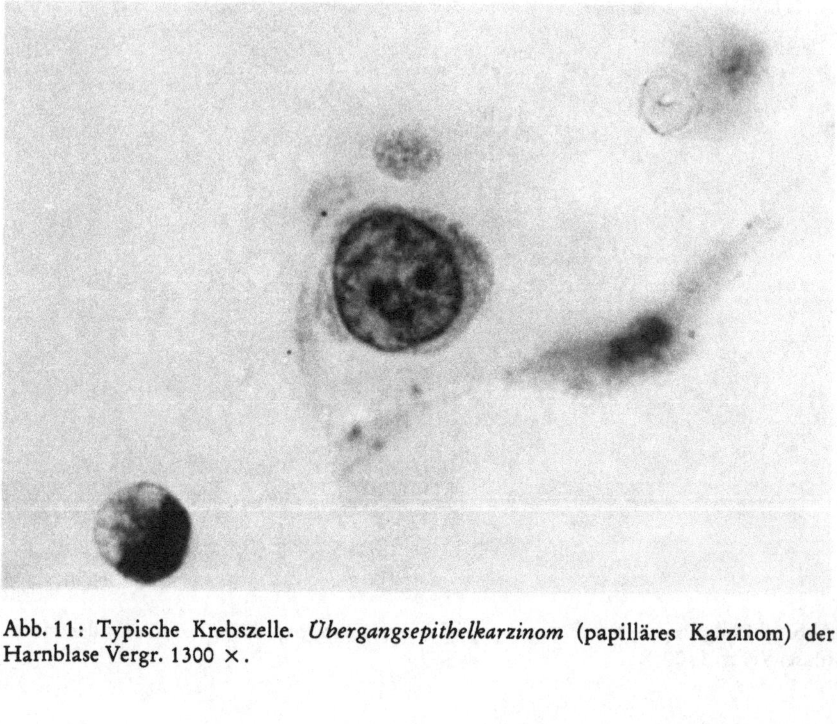

Abb. 11: Typische Krebszelle. *Übergangsepithelkarzinom* (papilläres Karzinom) der Harnblase Vergr. 1300 ×.

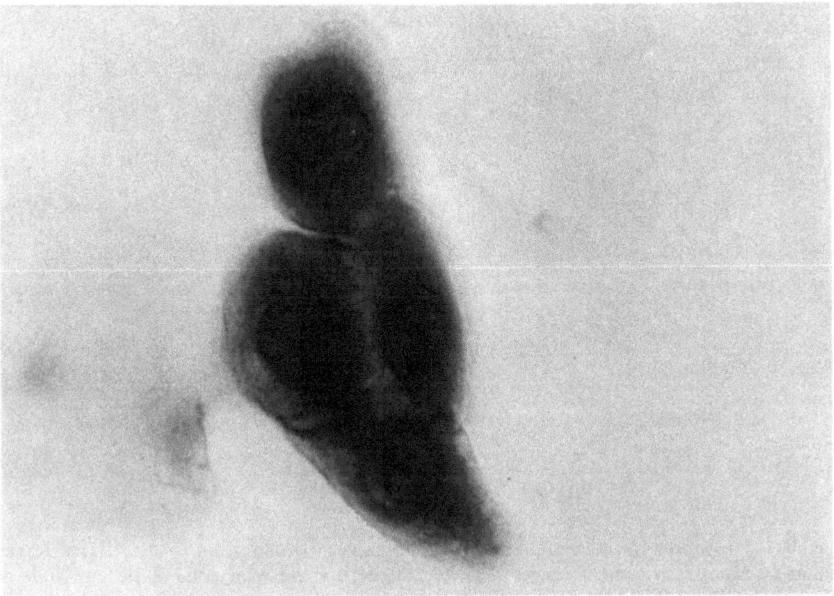

Abb. 12: Gruppe mit scheinbar normalen Zellen eines Patienten mit *Übergangsepithelkarzinom* der Harnblase (gleicher Ausstrich wie Abb. 10). Die Malignitätsmerkmale sind wenig deutlich. Vergr. 1300 ×.

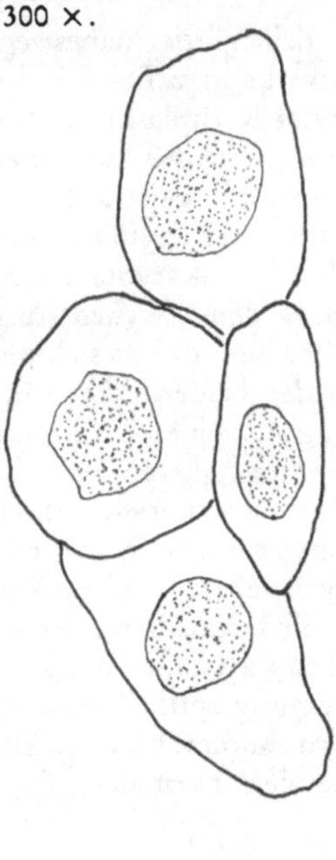

Abb. 13: Die Umrißzeichnung verdeutlicht die praktisch normale Kernplasmarelation der Zellen der Abb. 12. Man vergleiche mit Abb. 10.

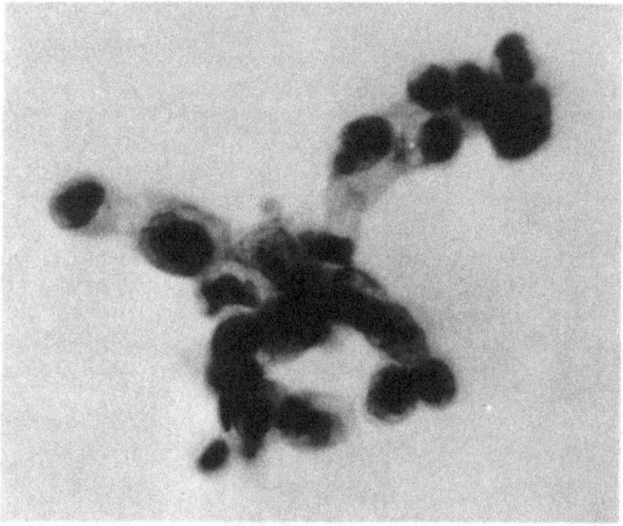

Abb. 14: Gruppe von *Karzinomzellen* (Übergangsepithelkarzinom – papilläres Karzinom). Man beachte die Kerngrößenunterschiede und die von einer Zelle zur anderen unterschiedliche Kernplasmarelation. Vergr. 830 ×.

karzinom etwa finden sich z. B. Zellen, die keineswegs alle der genannten Kriterien erfüllen. In dem Gewebsverband z. B., den die Abb. 14 wiedergibt, sind verschiedene Zellen mit normaler Kernplasmarelation enthalten. Daneben erkennt man jedoch Zellen, die aufgrund der zugunsten der Kerne verschobenen Kernplasmarelation als Krebszellen registriert werden müssen. Die Zellen der Abb. 15 und 16 sind aufgrund ihrer zugunsten des Kernes verschobenen Kernplasmarelation und wegen der Anisokaryose als Krebszellen erkennbar. Die Zellen der Abb. 17 finden sich in dem gleichen Ausstrich. Würde man sie isoliert betrachten, so könnte man meinen, daß es sich um normale Übergangsepithelien handelt. Der Vergleich der beiden Abbildungen verdeutlicht, daß man sich nicht auf die Auswertung einzelner Zellgruppen beschränken darf, sondern den gesamten Ausstrich mikroskopieren muß. Die Zellen der Abb. 18 demonstrieren alle möglichen Malignitätskriterien. Daneben finden sich jedoch auch in diesem Fall Zellen, die, kämen sie einzeln vor, nicht an das Vorhandensein eines Blasenkarzinoms denken ließen. Andere Zellen besitzen dagegen Kerne, die sehr viel größer sind als die benachbarter Zellen. Auch die Intensität der Kernfärbung ist stellenweise stärker als anderenorts.

Die Größe der Zellkerne der Übergangsepithelkrebse, wie auch die stärkere Färbbarkeit mit Hämatoxylin-Harris, kommt dadurch zustande, daß der Chromosomenbestand dieser Zellen über dem normalen, also diploiden Wert liegt.

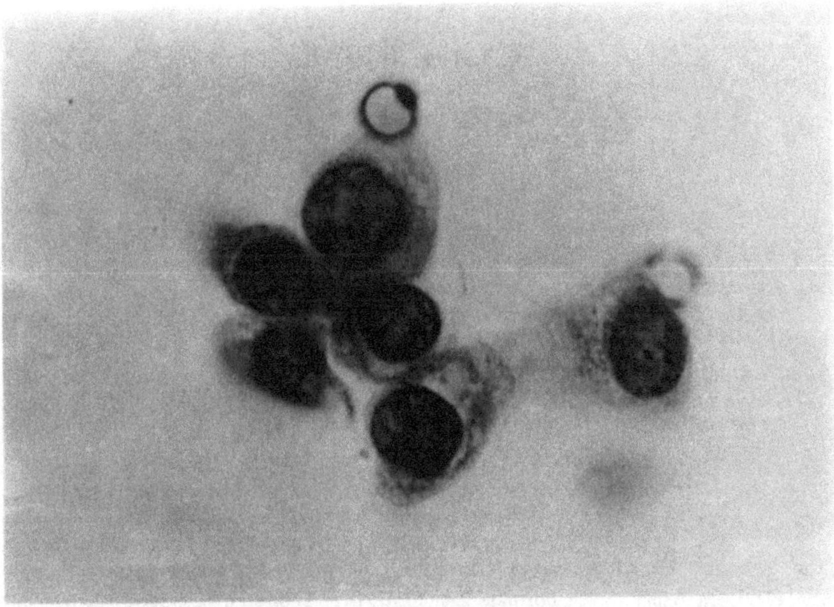

Abb. 15: Gruppe von *Karzinomzellen* (Übergangsepithelkarzinom – papilläres Karzinom) mit ausgeprägter Anisokaryose. Vergr. 1300 ×.

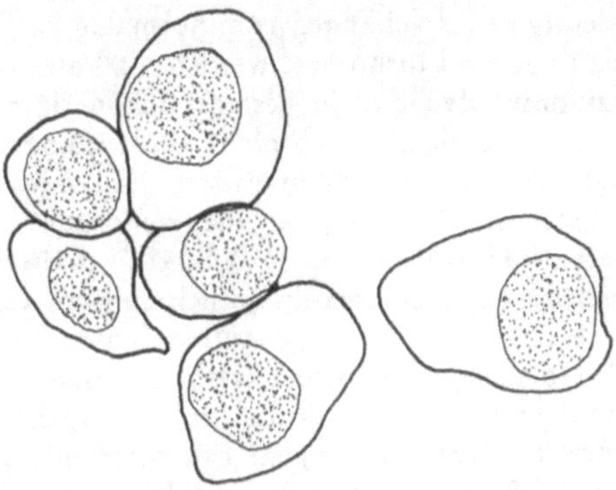

Abb. 16: Die Umrißzeichnung der Abb. 15 macht den Befund der Anisokaryose und verschobenen Kernplasmarelation deutlich.

Blasenkarzinomzellen sind zumeist heteroploid mit Chromosomenzahlen zwischen 46 und 92. Dazu kommen verschiedene noch höherploide Zellen, deren Kerne infolge ihrer Größe und Färbbarkeit besonders auffällig sind.
Findet man dagegen bei der Durchmusterung des gesamten Ausstriches keine

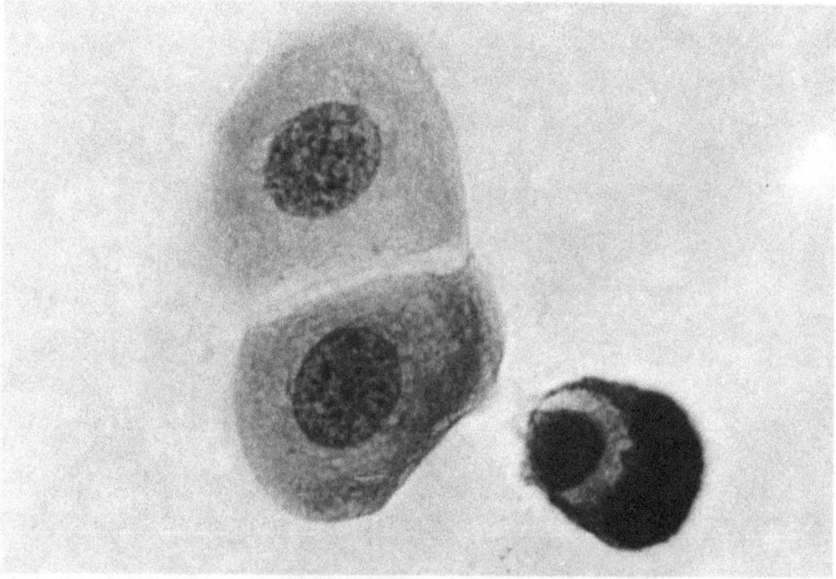

Abb. 17: Dem Aspekt nach normale Zellen aus dem Spontanurin eines Patienten mit einem *Übergangsepithelkarzinom* (papilläres Karzinom) der Harnblase. Vergr. 1300 ×.

Zellen, die eindeutige Abweichungen vom normalen Zellbild aufweisen, so muß die Diagnose dahingehend formuliert werden, daß aufgrund zytologischer Kriterien ein Karzinomverdacht nicht besteht. Schwierig wird die Interpretation der Präparate, sobald einige, jedoch nicht alle zytologischen Malignitätskriterien erfüllt sind. Man sollte sich in diesem Fall mit angemessener Vorsicht ausdrücken, jedoch den Verdacht, den die, wenn auch dezenten zytologischen Veränderungen aufkommen lassen, im Befund festhalten. Es gilt auch hier das bereits vorangehend beim Übergangsepithelpapillom Gesagte. Die vorsichtige Formulierung des Befundes, die den zytologischen Beobachtungen natürlich völlig gerecht werden muß, vermeidet falsch positive Diagnosen, gibt andererseits, bei begründetem Verdacht, Anlaß zu weitergehenden komplettierenden oder ausschließenden Untersuchungen. Entscheidend ist die Zusammenarbeit mit dem Einsender. Eine Kontrolle der zytologischen Ergebnisse an Hand der histologischen Befunde ist äußerst wichtig, schon um die eigene diagnostische Sicherheit zu prüfen. Daß Konsultationen des Einsenders gerade in Grenzfällen von großer Bedeutung sind, liegt auf der Hand.
Ist es in einem Grenzfall sinnvoll, neue Sedimentausstriche von demselben Patienten anzufordern? Wir sind der Meinung, daß dies nur getan werden sollte, sofern die Beurteilung der Präparate auf Grund technischer Mängel erschwert bzw. unmöglich ist. Neben einer fehlerhaften Fixierung und Färbung

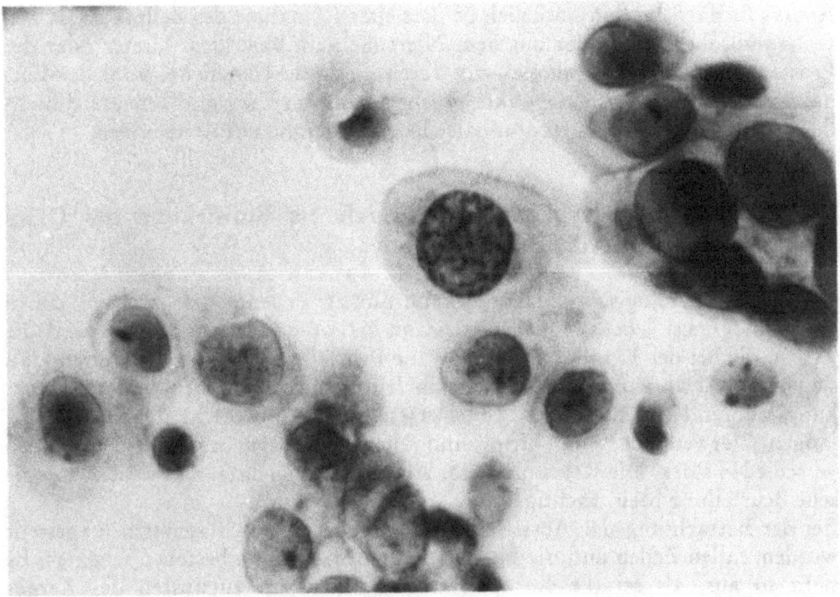

Abb. 18: Gruppe von *Karzinomzellen* (Übergangsepithelkarzinom – papilläres Karzinom). Im Zentrum ist eine Mitose (Prophase) erkennbar. Ausgeprägte Anisokaryose und Heterochromasie. Unterschiedliche und zugunsten der Kerne verschobene Kernplasmarelation. Vergr. 830 ×.

kann das Präparat so arm an Zellen sein, daß man sich nicht festlegen kann. In diesem Fall verhilft vielleicht die erneute Anfertigung eines Ausstriches aus dem Urin des Patienten nach forcierter Diurese oder aus der Blasenspülflüssigkeit zu einer besseren Ausbeute.
Anders ist die Situation unserer Meinung nach, sobald genügend verwertbare Zellen in dem Ausstrich vorhanden sind, diese auch gut fixiert und gefärbt sind, man sich jedoch aufgrund der spärlich vorhandenen oder wenig deutlichen Malignitätskriterien nicht zur Diagnose „Krebszellen" entscheiden kann. In diesem Fall hat es im allgemeinen wenig Sinn, um erneute Einsendung zu bitten. Die neuen Ausstriche dürften zytologisch kaum von den alten abweichen. Man sollte in seiner Diagnose den Befund, den man an dem ursprünglichen Material erhoben hat, so ausdrücken, wie es bei kritischer Wertung angezeigt erscheint. Damit ist dem Einsender mehr geholfen als durch die Bitte um wiederholte Materialgewinnung, die dann unter den genannten Umständen auch nicht weiterführt. Man erzeugt beim Einsender eher den Eindruck, daß die zytologische Diagnostik nichts zur Untersuchung beiträgt, hält andererseits u. U. den Fortgang der Diagnostik und Therapie auf.

Anders ist die Situation natürlich bei gezielter Entnahme des Zellmaterials von der Tumoroberfläche oder aus dem Nierenbecken, bzw. dem Ureter oder der Prostata (Aspirationszytologie), die durch die unterschiedliche Wahl des Entnahmeorts andere Gesichtspunkte ergeben kann und wo ggf. erneute Einsendungen, selbst bei Vorliegen optimaler Präparate, indiziert sein können.

5. Veränderungen der Zellen, die durch die Einwirkung des Urins hervorgerufen werden

Eine exakte zytologische Diagnose kann nur an Zellen erstellt werden, die in einem möglichst lebensähnlichen Zustand fixiert worden sind. Nun sind die Zellen, die bei der Exfoliativzytologie zur Beurteilung vorliegen, dadurch, daß sie vor der Gewinnung des Materials im Urin herumschwimmen, dessen Einwirkung während einer gewissen Zeit ausgesetzt. In Anbetracht der verschieden langen Verweildauer im Urin sind die Veränderungen an den Zellen verschieden stark. Die Kenntnis dieser Artefakte ist wichtig, da sie die zytologische Beurteilung beeinträchtigen.

Bei der Betrachtung der Ausstriche, die ausgehend vom Blasenurin hergestellt wurden, fallen Zellen auf, die fast nur aus einem Kern zu bestehen scheinen. Es sieht so aus, als sei die Kernplasmarelation extrem zugunsten des Kernes verschoben. Andererseits fällt auf, daß die Begrenzung des Kernes zum Zytoplasma unscharf gezeichnet ist. Die Kernmembran scheint unregelmäßig konturiert zu sein. Teile des Zytoplasmas nehmen die Färbung des Kernes an. Während der Zelleib bei frisch fixierten Zellen einen grünen oder rosaroten Farbton aufweist, ist er bei den Zellen, die durch die Einwirkung des Urins verändert sind, von mehr oder weniger intensivem Blau.

Verantwortlich für diese Artefakte dürfte ein Quellungsprozeß sein. Es ist anzunehmen, daß es zunächst zu einer Volumenzunahme des Kernes kommt, der dann Öffnungen der Kernmembran folgen. Dadurch kommt es zum Austritt von Kernmaterial in das Zytoplasma (Abb. 19). Dieser Quellungsvorgang betrifft nicht nur die Epithelien, sondern auch die Leukozyten. An diesen Zellen erscheinen die Kernsegmente, die normalerweise verhältnismäßig zart sind, kugelförmig aufgetrieben. Das Zytoplasma hat, gleich den Epithelien, seine natürliche Färbbarkeit zum großen Teil eingebüßt (Abb. 20, 21).

Das Vorhandensein solcherart veränderter Zellen in den Sedimentausstrichen kann dadurch verringert werden, daß man anstelle des Spontanurins Blasenspülflüssigkeit als Ausgangsmaterial für die zytologische Untersuchung verwendet.

Dazu wird die Harnblase mit einem Katheter geleert, dann werden 200 ml 5%ige Glukoselösung oder physiologische Kochsalzlösung in die Blase durch den Katheter instilliert. Diese Flüssigkeit wir anschließend wieder aufgefangen. Dann werden nach Abzentrifugieren die Ausstriche hergestellt und diese fixiert.

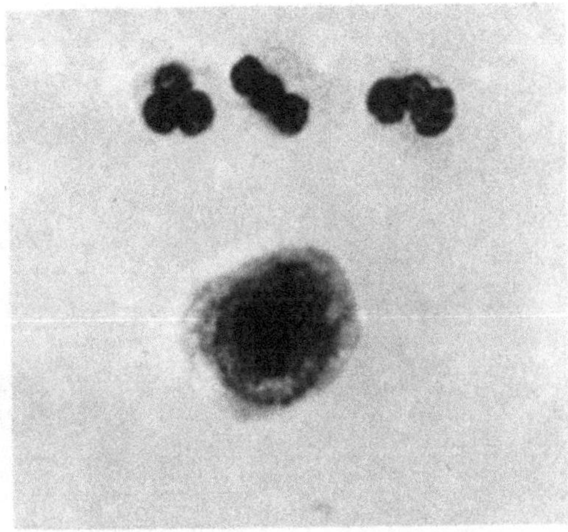

Abb. 19: Durch Urineinwirkung kommt es zu einem Quellen des Kernmaterials der Krebszelle, das sich im Zytoplasma ausbreitet. Auch die Kernsegmente der granulierten Leukozyten sind aufgequollen. Vergr. 1300 ×.

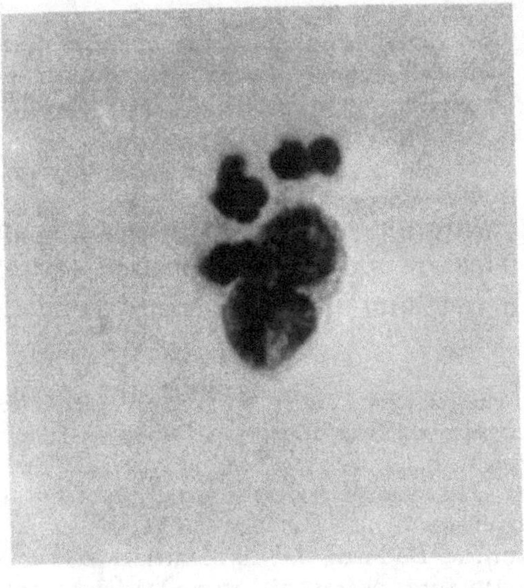

Abb. 20: Postmortal durch Urineinwirkung alterierte *Karzinomzelle*, der drei ebenfalls erheblich veränderte Leukozyten angelagert sind. Vergr. 1300 ×.

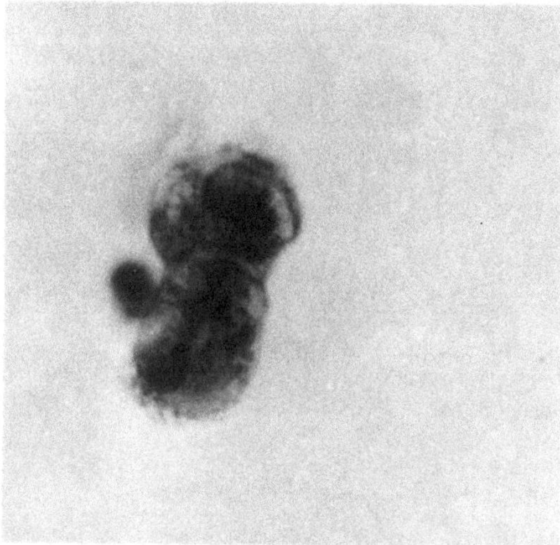

Abb. 21: Infolge der Kernquellung und Alteration des Zytoplasma sind die dem Kern und dem Zelleib zuzurechnenden Territorien nicht mehr deutlich erkennbar. Die Zellgruppe ist für die zytologische Beurteilung ungeeignet. Vergr. 1300 ×.

Diese Methode der Materialgewinnung hat natürlich nur Sinn, wenn der Verdacht eines Harnblasentumors besteht. Geschwülste des Nierenbeckens oder des Ureters erfaßt man mit ihr nicht.

B. Materialgewinnung von der Tumoroberfläche bei Nierenbecken-, Ureter- und Blasentumoren (Aspirationszytologie) und Beurteilung der gefärbten Ausstriche

Im Gegensatz zur *Exfoliativzytologie*, die Tumoren der ableitenden Harnwege durch den Nachweis von Tumorzellen im Spontan- oder Katheterurin zu diagnostizieren sucht, hat die *Aspirationszytologie* das Ziel, die Tumorzellen aus der nächsten Umgebung der Geschwulst zu entnehmen, bzw. von deren Oberfläche oder Innerem. Diese Methode hat gegenüber der Exfoliativzytologie bestimmte Vorteile. Dadurch, daß das Material aus der Nachbarschaft des Tumors entnommen wird, oder von dessen Oberfläche, entfallen supravitale Veränderungen an den Zellen, wie sie bei längerem Aufenthalt im Urin auftreten (siehe Seite 42). Die zytologische Beurteilung frisch fixierter Zellen ist, da Artefakte weitgehend reduziert sind, wesentlich einfacher und damit sicherer als die durch Urineinwirkung bereits alterierter Zellen. Weiterhin ist die Zellausbeute erheblich größer als mit der Technik der Exfoliativzytologie erreichbar. Dadurch wird die diagnostische Aussage entscheidend erleichtert.

Auf der anderen Seite ist als Nachteil dieser Methode zu nennen, daß ihre Anwendung Ärzten vorbehalten bleibt, die mit den urologischen Untersuchungsmethoden vertraut sind. Um Zellmaterial aus einem Nierenbecken bzw. einem Ureter zu entnehmen, muß man die Technik der Uretersondierung beherrschen. Diese Tatsache führt zur Einschränkung der Anwendbarkeit der Methode auf urologische Praxen und Kliniken.

Sie stellt jedoch eine sehr wichtige Ergänzung der urologischen Untersuchungsmethoden dar.

Nierenbecken- und Uretertumoren können außer durch zytologische Techniken nur durch Röntgenuntersuchung nach Kontrastmittelfüllung des Hohlsystems nachgewiesen werden. Dabei bleibt jedoch offen, ob es sich bei dem vom Kontrastmittel umflossenen und dadurch gleichermaßen ausgesparten Gebilde um einen Tumor oder einen nichtschattengebenden Stein handelt. Die Form der Aussparung läßt eine Differenzierung in der Mehrzahl der Fälle nicht zu. Der Nachweis von Zellen mit den Charakteristika von Krebszellen engt die Differentialdiagnose ein.

Aus den obengenannten Gründen liegt es nahe, daß die Methode der Aspirationszytologie der Exfoliativzytologie bei Nierenbecken- und Uretertumoren weit überlegen ist. Doch hat sie auch in gewissen Fällen für die Diagnostik von Blasentumoren ihre Bedeutung.

Die Aspirationszytologie aus den ableitenden Harnwegen muß bei bestimmten Anlässen eingesetzt werden. Die Indikationen sind im wesentlichen folgende:

Indikationen zur Anwendung der Aspirationszytologie:

1. Bei Verdacht des Vorliegens eines Nierenbeckentumors
2. Bei Verdacht des Vorliegens eines Uretertumors
3. Nach transurethraler oder offener Behandlung von Blasentumoren, sobald der Verdacht eines Rezidivs besteht.
4. Sobald Veränderungen der Blasenschleimhaut vorliegen, die zystoskopisch nicht ohne weiteres abgegrenzt werden können.
5. Bei Verdacht des Vorliegens eines in das Nierenbecken eingebrochenen Nierenkarzinoms.

1. Technik der Materialgewinnung

a) *Nierenbecken- und Uretertumoren*

Anlaß dafür, daß der an einem Nierenbecken- oder Uretertumor erkrankte Patient den Arzt aufsucht, ist im allgemeinen eine Makro- oder Mikrohämaturie. Der Nachweis von Erythrozyten im Harnsediment wird einerseits zum

Anfertigen von Röntgenaufnahmen der Nieren und ableitenden Harnwege (Ausscheidungsurogramm) und andererseits zum Herstellen von Urinsedimentausstrichen zur zytologischen Beurteilung führen (Exfoliativzytologie).
Die Röntgenuntersuchung umfaßt zunächst die Leeraufnahme und das Ausscheidungsurogramm. Auf den Ausscheidungsaufnahmen kann es zu einer Nichtdarstellung der ableitenden Harnwege einer Seite infolge des Verschlusses des Ureters durch einen Tumor oder aber zur Darstellung einer mehr oder weniger großen Aussparung im Nierenbecken oder dem Ureter kommen. Im letzteren Falle muß an das Vorhandensein eines Tumors oder aber eines nichtschattengebenden Konkrementes gedacht werden. Die Differenzierung ist einfach, sobald Tumorzellen im Urin mittels Exfoliativzytologie nachweisbar sind.
Ist der Urinabfluß einer Niere jedoch durch einen Uretertumor z. B. völlig blokkiert, so kann nicht damit gerechnet werden, daß Tumorzellen mit dem Urin ausgeschieden werden. Der Spüleffekt des an dem Tumor vorbeifließenden und dessen desquamierte Zellen in die Harnblase und dann zutage fördernden Urins fehlt ja.
Andererseits ist bei kleineren Tumoren, die den Ureter nur teilweise einengen, die Zahl der abgeschilferten Zellen oft sehr gering, so daß die diagnostische Aussage häufig recht unsicher, manchmal unmöglich ist.
Gelingt nun die Abgrenzung eines nichtschattengebenden Steines von einem evtl. vorhandenen Tumor mittels Exfoliativzytologie nicht, so wird die Aspirationszytologie eingesetzt. Diese wird am besten mit der retrograden Kontrastmittelfüllung des entsprechenden Ureters oder Nierenbeckens kombiniert:
α. Handelt es sich um eine *afunktionelle, sogenannte »stumme« Niere,* d. h. wird aufgrund eines Harnleiterverschlusses kein Kontrastmittel aus dem Organ ausgeschieden, so wird ein 5 Charr. Ureterkatheter in das Ureterostium der betreffenden Seite eingeleitet und etwa 3 cm weit hochgeführt. Dann werden etwa 5 ml Röntgenkontrastmittel (Urografin, Urovison) durch den Ureterkatheter in den Harnleiter injiziert. Dabei kommt es zu einer retrograden Darstellung des distal von der Verschlußstelle gelegenen Harnleiterabschnittes. An Hand von Röntgenaufnahmen wird der Befund festgehalten. Dann wird der Ureterkatheter bis zu der Stelle weitergeschoben, an der sich der Verschluß befindet. Jetzt werden erneut 5 ml Röntgenkontrastmittel, ggf. auch physiologische Kochsalzlösung oder 5% Glukoselösung, durch den Ureterkatheter mit etwas Druck in den Ureter injiziert, diese Flüssigkeit jedoch sofort wieder in die auf dem Katheterende befindliche Spritze zurückgesaugt (*aspiriert*). Dieses Material wird dann zytologisch aufgearbeitet, d. h., zentrifugiert, ausgestrichen und gefärbt. Die Instillation und Aspiration der Spülflüssigkeit kann auch mehrfach durchgeführt werden. Durch das Anspülen lösen sich Zellen von der Oberfläche des Tumors, die schließlich zytologisch erfaßt werden können.
β. Bei einem *Hindernis, das den Ureter nicht vollständig verschließt,* das von der Niere ausgeschiedene und konzentrierte Röntgenkontrastmittel also über den Ureter an dem Hindernis vorbei zur Harnblase abfließt, kann durch

Einspritzen von Röntgenkontrastmittel in einen in das entsprechende Ureterostium eingelegten Ureterkatheter jenes durch Umfließung mit Kontrastmittel zunächst einmal als Aussparung hervorgehoben werden. Die Kontrastmittelflüssigkeit wird dann in die Spritze zurückgesaugt und dient als Ausgangsmaterial für die zytologische Untersuchung. Nach Hochführen des Ureterkatheters bis zu dem Hindernis kann nach Anspritzen mit Spülflüssigkeit Zellmaterial aus dessen nächster Umgebung gewonnen werden.

Bei Verdacht des Vorliegens eines *Nierenbeckentumors* wird der Ureterkatheter bis in das Nierenbecken hinaufgeführt und dieses mit Röntgenkontrastmittel gefüllt. Ein evtl. vorhandener Tumor wird als Aussparung durch eine Röntgenaufnahme festgehalten. Dann wird das Kontrastmittel aspiriert und anschließend der zytologischen Untersuchung zugeführt. Man kann natürlich mehrfache Spülungen des Nierenbeckens mit physiologischer Kochsalzlösung oder 5% Glukoselösung vornehmen, sobald die richtige Lage der Spitze des Ureterkatheters röntgenologisch (Aufnahme oder Teletisch) festgestellt worden ist. In allen Fällen verwenden wir einen 5 Charr. Oliv-Ureterkatheter, der auch üblicherweise von uns zur retrograden Röntgendarstellung der Ureteren und Nierenbecken verwendet wird.

b) *Blasentumoren*

Auch bei Blasentumoren ist, ebenso wie bei Nierenbecken- und Uretertumoren, das Leitsymptom, das zur Entdeckung der Erkrankung führt, die Makro- oder Mikrohämaturie. Lassen sich Blutungsursachen in den Nieren oder den Harnleitern röntgenologisch nicht nachweisen, so muß die Harnblase als Ort der Erkrankung in Betracht gezogen werden. Man muß eine Zystoskopie, eine Besichtigung der Harnblase, durchführen. Erkennt man dann einen Tumor oder einen tumorverdächtigen Bezirk, so kann man in der gleichen Sitzung Material von dessen Oberfläche für die zytologische Untersuchung entnehmen. Verglichen mit den im Spontanurin nachweisbaren Zellen fehlen an dem von der Tumoroberfläche entnommenen Material supravitale oder postmortale Veränderungen so gut wie vollkommen. Zudem ist das Aspirat wesentlich reicher an Zellen und kleinen Zellverbänden als der zur Exfoliativzytologie verwandte Spontanurin. Eine Mehrbelastung stellt die gezielte Entnahme zudem weder für den Patienten noch für den untersuchenden Arzt dar. Wie eingehend bemerkt, ist die Durchführung einer Zystoskopie bei gewissen Anlässen unbedingt erforderlich. Die gezielte Zellenentnahme in der gleichen Sitzung bietet sich an, sobald man einen suspekten oder nicht eindeutigen Blasenbefund vorliegen hat. Hat man die qualitativen Unterschiede eines Ausstriches, der durch Exfoliativzytologie gewonnen wurde, vor Augen und vergleicht sie mit einem anderen, dessen Zellen durch Aspiration gewonnen worden sind, so wird man, wo es irgend möglich ist, der Aspirationszytologie den Vorzug geben. Die Methode kann ohne Narkose angewandt werden; sie bedeutet keine Gefährdung des Patienten.

Besonders bewährt hat sie sich uns bei der postoperativen Beobachtung von

Patienten mit Blasentumoren. Wie eingangs erwähnt, handelt es sich hauptsächlich um die gutartigen Blasenpapillome und die Blasenkarzinome.
Blasenpapillome neigen in bis zu 45% zu Rezidiven, d. h. zum Wiederauftreten nach transurethraler Entfernung. Hinzu kommt eine verhältnismäßig hohe Neigung dieser Geschwülste, maligne zu degenerieren. Die maligne Entartung soll in bis zu 20% der Papillome erfolgen. Daraus ergibt sich die Konsequenz, daß Patienten mit solchen Tumoren auch nach der operativen Entfernung der Geschwulst häufig und regelmäßig zystoskopisch kontrolliert werden müssen. Anläßlich dieser Untersuchung wird dann von verdächtigen Bezirken Zellmaterial gezielt durch Aspiration entnommen.

Die zytologische Untersuchung der von dem Aspirat hergestellten Ausstriche gibt im allgemeinen *keine Hinweise* darauf, ob ein *benignes Rezidiv* eines Blasenpapilloms vorliegt. Dieses ist ja ohnehin als solches zystokopisch erkennbar.
Wir erinnern uns daran, daß die *Zellen benigner Tumoren* zytomorphologisch zumeist *nicht von den normalen Körperzellen zu unterscheiden* sind.
Eine *maligne Degeneration* läßt sich jedoch mit großer Wahrscheinlichkeit *zytologisch feststellen.*

In diesem Zusammenhang ist die Bedeutung der Aspirationszytologie für die Nachsorge von Blasenpapillompatienten zu sehen. Regelmäßige Probeentnahmen aus mehr oder weniger suspekten Bezirken wären als Narkoseuntersuchung mit einem erheblichen Aufwand verbunden und scheiden als primäre diagnostische Maßnahme deshalb aus. Die zytologische Untersuchung kann jedoch den optisch erfaßten Blasenbefund deuten helfen.
Finden sich krebsverdächtige Zellen in den Ausstrichen, die von bestimmten Orten der Blasenmukosa gewonnen wurden, so muß der Befund durch die *histologische Untersuchung* objektiviert werden. Diese Untersuchung einer in Narkose aus dem verdächtigen Blasenbezirk gewonnenen *Gewebsprobe* ergibt einerseits die korrekte Diagnose (hat eine maligne Degeneration stattgefunden?) und orientiert andererseits über die Eindringtiefe der Geschwulst in Submukosa oder Muskularis, sofern die Proben in richtiger Weise, d. h. mit Anteilen dieser Wandschichten gewonnen wurden.
Aus dem Dargestellten wird deutlich, daß die zytologische Untersuchung selbst bei gezielter Materialentnahme eine Suchmethode darstellt, die zu weitergehenden, nämlich histologischen Untersuchungen Anlaß geben kann. An deren Ergebnis schließen sich dann die therapeutischen Konsequenzen an.
Ähnlich liegen die Dinge auch bei der Nachsorge eines Teils der Patienten, die wegen eines Blasenkarzinoms operativ behandelt worden sind. Kranke, denen die Harnblase wegen dieses Krebsleidens operativ entfernt wurde, scheiden in diesem Zusammenhang natürlich aus. Hingegen sind Patienten, denen der tumortragende Abschnitt der Harnblase operativ entfernt wurde (Blasenteilresektion) einer intensiven postoperativen Betreuung zuzuführen. In regelmäßigen Abständen müssen Kontrollzystoskopien durchgeführt werden, bei denen

von den Rändern des Resektionsabschnittes und ggf. von anderen Bezirken Zellmaterial entnommen wird, das ausgestrichen und nach Färbung dann zytologisch beurteilt wird. Rezidive lassen sich so verhältnismäßig früh erkennen, selbst wenn die optisch faßbaren Veränderungen noch sehr diskret sind.
Auch in diesen Fällen muß der zytologische Befund durch eine Probeentnahme eines Gewebsteiles mit *histologischer Untersuchung* objektiviert werden. Erst dieser Befund gibt dann die Veranlassung zu einer erneuten operativen Behandlung oder Strahlentherapie.
Zur *Materialgewinnung* dient ein 5 oder 6 Charr. Ureterkatheter mit einer zentralen Öffnung (man nimmt einen normalen Ureterkatheter und schneidet die Spitze ab), der durch den Arbeitseinsatz des Zystoskops in die Harnblase eingeführt und mit dem Albarran-Hebel so auf den suspekten Blasenbezirk hingelenkt wird, daß seine zentrale Öffnung diesem aufsitzt. Mit einer 5 ml Spritze, die über einen UK-Verbinder auf den Ureterkatheter aufgesteckt ist, wird ein leichter Sog ausgeübt. Zieht man nun den Ureterkatheter etwas von der Blasenoberfläche zurück, so reißt ein kleines Gewebsstück bzw. ein Zellverband von der Oberfläche ab und wird durch den Unterdruck in die Spritze aspiriert. Diese Technik wird an verschiedenen Orten des verdächtigen Bezirkes mehrmals wiederholt, bis die Spritze mit Blasenspülflüssigkeit gefüllt ist, in der die Zellverbände schwimmen. Diese Suspension ist das Ausgangsmaterial für die zytologische Untersuchung.
Die Größe der aspirierten Gewebsfragmente und Zellverbände hängt von der lichten Weite des verwendeten Ureterkatheters ab. Wir benutzen ausschließlich 5 und 6 Charr. Katheter. Dabei haben wir bisher niemals eine Nachblutung erlebt.

2. Die zellulären Bestandteile der Ausstriche der Aspirationszytologie aus Nierenbecken und Ureter

a) Normale Zellen

Aspiriert man Spülflüssigkeit aus dem Nierenbecken oder dem Ureter in der oben beschriebenen Art und Weise, so findet man in den Ausstrichen, die von dem Aspirat hergestellt sind, im Prinzip die gleichen Zelltypen, die im Spontanurin nachweisbar sind. Nierenbecken, Ureter und Harnblase sind ja von dem gleichen Epithel, dem Übergangsepithel, ausgekleidet. Während bei Epithelzellen, die aus dem Spontanurin gewonnen wurden, verschiedentlich degenerative Veränderungen bemerkt werden, sind die Epithelien in der Spülflüssigkeit des Nierenbeckens oder des Ureters im allgemeinen gut erhalten.

α. *Der zytologische Befund eines Aspirats aus dem* NORMALEN NIERENBECKEN *oder dem* NORMALEN URETER

Im Normalfall ist die Spülflüssigkeit recht arm an Zellen. Es finden sich sehr wenige Zellen, die allesamt den oberflächlichen Schichten zuzuordnen sind. Sie können zweikernig sein und sind dann eindeutig als Deckzellen des Übergangsepithels erkennbar (Abb. 22). In der aspirierten Flüssigkeit sind sie suspendiert, d. h. von kugeliger Form. Der lange Zellausläufer, der die Basalmembran des Epithels vor der Ablösung der Zelle aus dem Zellverband berührte, ist in den Zelleib einbezogen. Bei der Fixierung, nach dem Festhaften auf dem Objektträger, sind sie unregelmäßig gestaltet, besitzen einen großflächigen Zelleib, der stellenweise Vakuolen aufweisen kann. Zytoplasmaabschnürungen kommen vor, vermutlich artefiziell, sei es durch die Absaugung oder die Fixierung bedingt. Das Chromatingerüst der Zellkerne ist locker strukturiert.

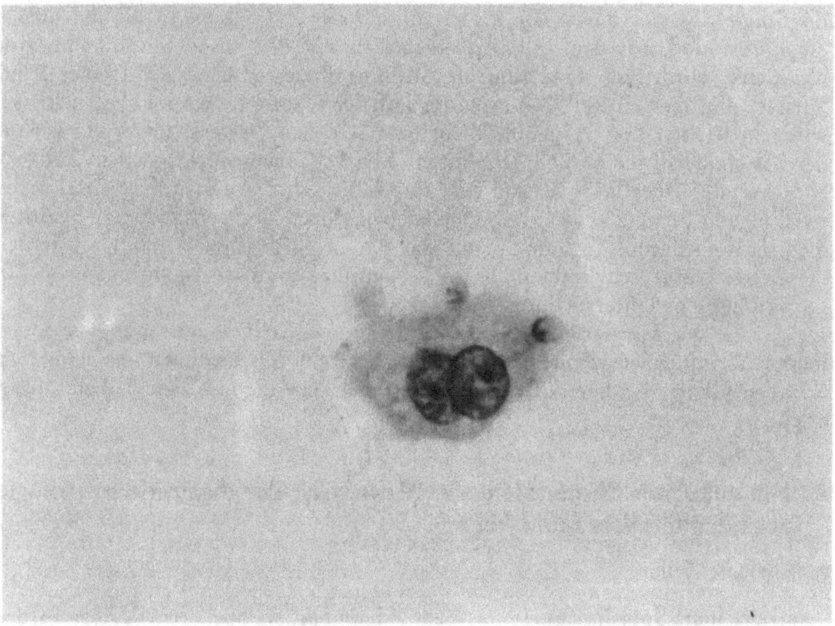

Abb. 22: Zweikernige Deckzelle aus dem *normalen Nierenbecken*. Vergr. 830 ×.

Neben diesen zweikernigen findet man auch einkernige Zellen, die ebenfalls der oberflächlichsten Zellage des Übergangsepithels entstammen. Sie sind zumeist sehr gut erhalten, so daß die zytologischen Details hervorragend erkennbar sind. Die Chromatinstruktur des Zellkernes ist auch in diesem Fall locker. Die Kernkörperchen sind wenig deutlich, jedoch oft zwei- bis viermal vertreten. Das Zytoplasma besitzt wenige Aufhellungen und einige wenig deutliche Granulierungen. Die äußere Begrenzung des Zelleibes ist mehr oder weniger rundlich gestaltet. Zellausläufer fehlen den Deckzellen in den zytologischen Präparaten (Abb. 23).

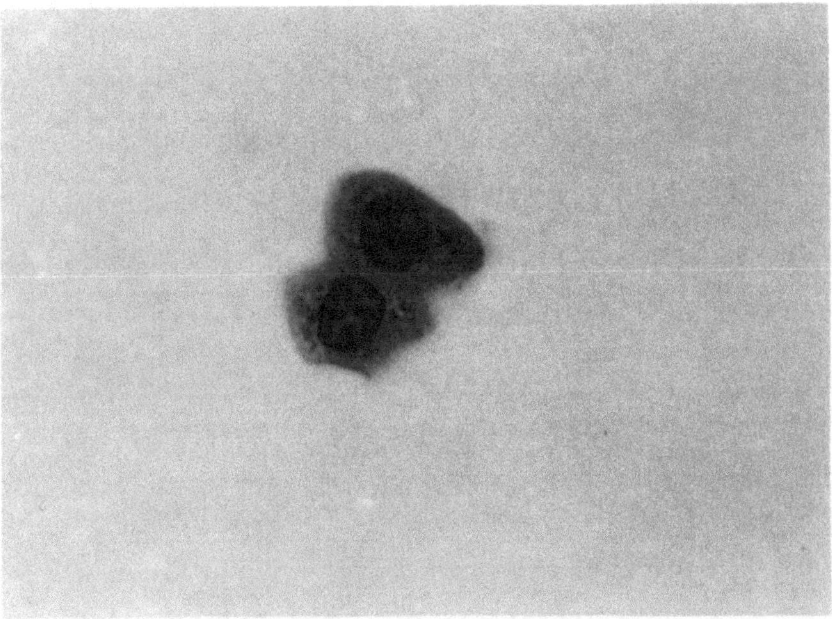

Abb. 23: Zwei einkernige Deckzellen aus dem *normalen Nierenbecken*. Vergr. 830 ×.

Gelegentlich findet man auch Zellen, die bereits degenerative Veränderungen aufweisen. Sie sind allerdings selten. Sowohl Kernstruktur als auch Zytoplasma können gegenüber den guterhaltenen Zellen der Abb. 23 Veränderungen aufweisen. Das Kernchromatin hat sich zum großen Teil an der Kernmembran niedergeschlagen. Das Karyoplasma ist sehr locker strukturiert, aufgehellt. Die äußere Zytoplasmabegrenzung ist schwach konturiert. Abschnürungen kommen vor, ebenso wie große Vakuolen, die zu blasigen Auftreibungen des Zelleibes führen können (Abb. 24).

Diese Veränderungen spielen insofern eine Rolle, als die äußere Begrenzung der Zelle unscharf sein kann und damit der Vergleich der Ausdehnung des Zellkernes mit der des Zelleibes, die Kernplasmarelation, zugunsten oder auch zuungunsten des Zellkernes verschoben zu sein scheint. Man tut also gut daran, solche Zellen aus der zytologischen Beurteilung herauszulassen und sich auf die Auswertung guterhaltener Zellen zu beschränken. Wie gesagt, sind guterhaltene Zellen auch in der Mehrzahl in dem aspirierten Material enthalten.

β. *Der zytologische Befund eines Aspirats aus dem entzündlich veränderten Nierenbecken oder Ureter*

Liegen entzündliche Veränderungen in dem Nierenbecken oder dem Ureter vor – Konkremente unterhalten z. B. einen bakteriellen Infekt und können,

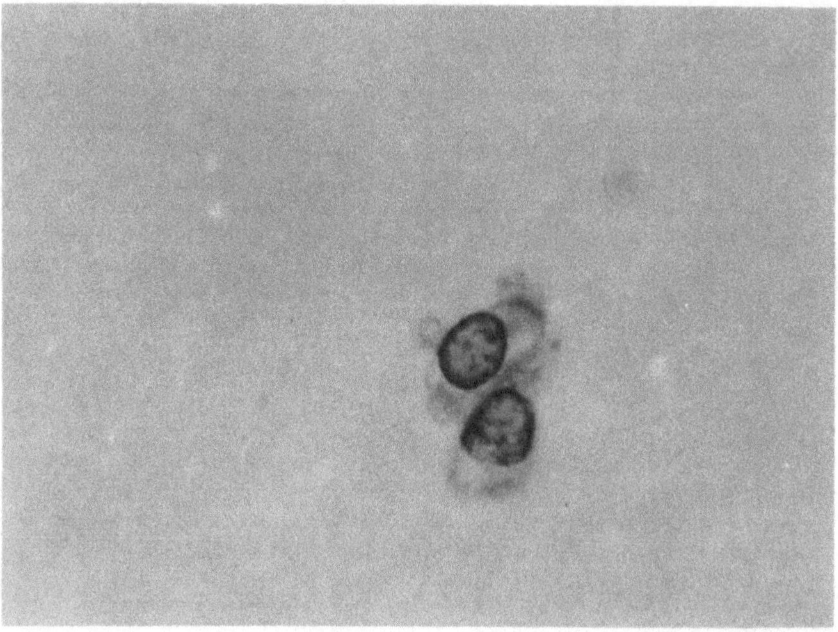

Abb. 24: Einkernige Zelle aus dem normalen Nierenbecken mit supravitalen Veränderungen. Vergr. 830 ×.

wenn sie nicht schattengebend sind, differentialdiagnostisch zum Tumor in Betracht kommen –, so ist das Epithel aufgelockert. Man erhält mit der Spülflüssigkeit Zellen, die aus tieferen Schichten des Epithels stammen. Es handelt sich um sogenannte geschwänzte Zellen, d. h., sie besitzen einen tropfenförmigen Zelleib mit einem schwanzartigen Fortsatz. Der Kern dieser Zellen ist kleiner als der der Deckzellen des Übergangsepithels. Der schwanzartige Fortsatz entspricht offenbar dem Zytoplasmaausläufer, der vor der Ablösung der Zelle die Basalmembran des Epithels berührt hatte. Das Zytoplasma ist im allgemeinen homogen, relativ dunkel gefärbt, der Kern, verglichen mit dem der Deckzellen, ziemlich dunkel und kondensiert (Abb. 25, 26).
Neben den Zellen aus tieferen Zellschichten findet man in den Ausstrichen natürlich auch Deckzellen, die allerdings relativ seltener sind als in den Aspiraten aus einem völlig normalen Nierenbecken oder Ureter. Weiterhin kommen Erythrozyten und granulierte Leukozyten vor.

γ. *Der zytologische Befund eines Aspirats aus einem eitrig entzündlich veränderten Nierenbecken (Pyonephrose)*

Bei mehr oder weniger komplettem Verschluß eines Ureters oder Ureterabganges eines Nierenbeckens durch Tumor oder Stein und bei bakteriellem

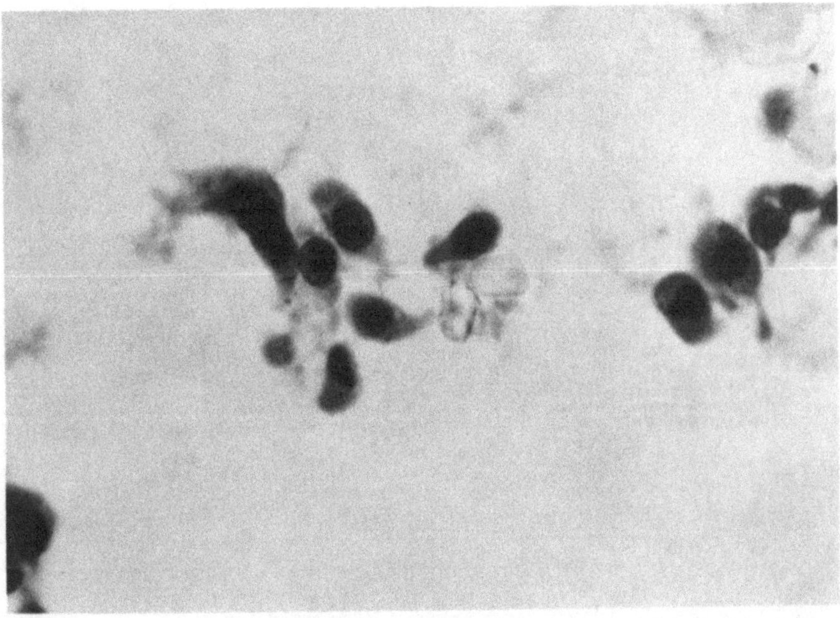

Abb. 25: Sogenannte geschwänzte Zellen aus den tieferen Schichten des *Übergangsepithels des Nierenbeckens.* Vergr. 830 ×.

Befall des aufgestauten Urins, der dann bald eitrig, d. h. granulozytär durchsetzt wird, kommt es zu einer starken Vermehrung der Bakterien, begünstigt durch die Körpertemperatur und die Stase des Urins. Gelingt es, mit dem Ureterkatheter das Hindernis zu überwinden und Material aus dem jenseitigen Abschnitt des Hohlsystems zu gewinnen, so findet man praktisch keine intakten Epithelien. In den Ausstrichen ist fast ausschließlich Detritus enthalten, d. h. mehr oder weniger stark degenerierte granulierte Leukozyten (Abb. 27) sowie Bakterien. Während verschiedentlich die Kernstruktur der Leukozyten gerade noch erkennbar ist, geht sie nach einer bestimmten Zeit verloren. Es bleiben nur noch die Zelleiber erkennbar. Die Kerne lösen sich in ein feingranuläres Material auf.

b) Tumorzellen

α. *Der zytologische Befund eines Aspirats aus Ureter oder Nierenbecken bei Vorliegen eines Papilloms*

Ureter- und Nierenbeckenpapillome sind gutartige Geschwülste, die von der Schleimhaut dieser Hohlwege ausgehen. Sie bestehen, genau wie die Harnbla-

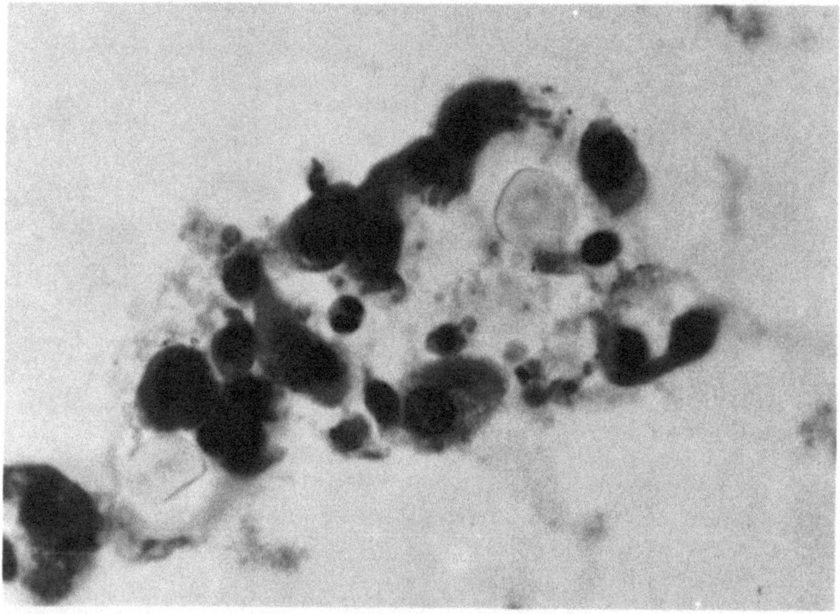

Abb. 26: Bis auf die Deckzelle (unterhalb der Bildmitte) finden sich Epithelien aus tieferen Schichten des Übergangsepithels und vereinzelt granulierte Leukozyten sowie Detritus. Typischer Befund bei *entzündlich verändertem Nierenbecken.* Vergr. 830 ×.

senpapillome, aus einem Bindegewebsgerüst mit astartigen Verzweigungen, dem ein aus fünf bis zehn Schichten bestehendes Epithel aufsitzt. Die Zellen der Ureter- und Nierenbeckenpapillome dürften in demselben hohen Prozentsatz zur malignen Entartung neigen wie die der Harnblasenpapillome. Bei der Aspiration von Spülflüssigkeit aus der Nachbarschaft eines Ureter- oder Nierenbekkenpapilloms gewinnt man sowohl kleinere Zellverbände als auch Einzelzellen. Beide sind so gut erhalten, daß die zytologischen Details zuverlässig beurteilbar sind, sofern weitgehende entzündliche Veränderungen fehlen. Daneben kommen, bedingt durch das Ablösen der Zellverbände, das ja eine wenn auch oberflächliche Läsion bedeutet, mehr oder minder viele rote Blutkörperchen und, abhängig von dem Ausmaß entzündlicher Veränderungen, granulierte Leukozyten vor.

Die Epithelien des Papilloms besitzen zumeist die Charakteristika normaler Übergangsepithelien. Die Kernplasmarelation ist nicht zugunsten der Kerne verschoben. Dieser befindet sich in den rundlichen *Einzelzellen* in leicht exzentrischer Position. Er besitzt ein oder zwei wenig deutliche Kernkörperchen und ist zumeist leicht oval. Die Kernmembran ist häufig betont und der Kern dadurch gut gegen das Zytoplasma abgegrenzt. Die Kerne sind insgesamt von

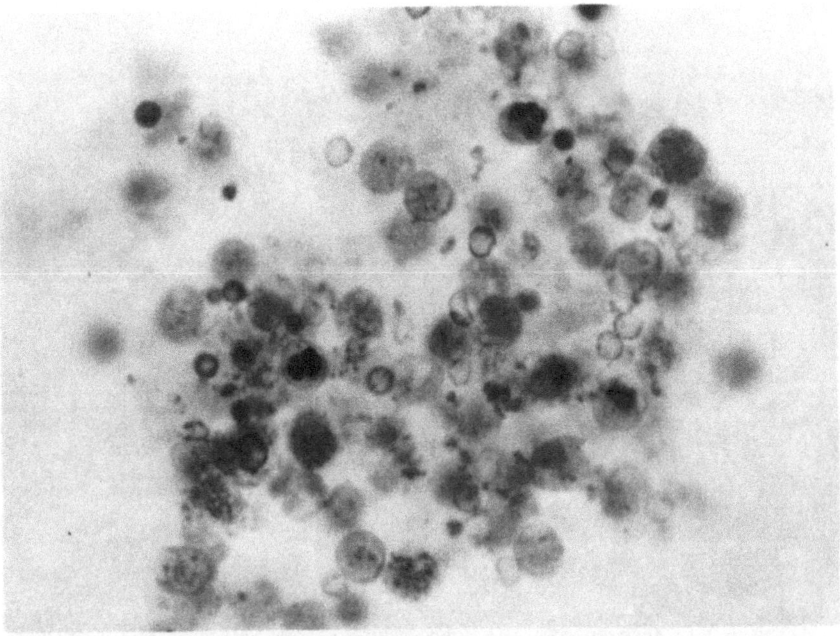

Abb. 27: Typischer Befund bei *Pyonephrose*. Das Präparat besteht fast ausschließlich aus mehr oder weniger stark alterierten Leukozyten. Deren Kernstrukturen lösen sich auf und gehen dabei verloren. Vergr. 830 ×.

etwa der gleichen Größe und Farbintensität. Formdifferenzen sind auf das Ausstreichen zurückzuführen und somit artefiziell verursacht, finden also keine Berücksichtigung bei der zytologischen Bewertung.

In *Zellverbänden* sind die einzelnen Zellen aufgrund der deutlichen Zellmembranen gut gegeneinander abzugrenzen. Die Zellen haben zum Teil die Form und Lagerung beibehalten, die sie vor der Ablösung des Zellverbandes aus der Ureter- oder Nierenbeckenwand innehatten. Zellen aus tieferen Schichten erkennt man an ihrer tropfenförmigen Gestalt. Der längliche Fortsatz war gegen die Basalmembran des Epithels hin gerichtet (Abb. 28).

Diese tieferen Epithelien können in den Ausstrichen natürlich auch fehlen (Abb. 29, 30). An dieser Abbildung erkennt man, oben links gelegen, die in Ablösung begriffenen Deckzellen. Auch die anderen wabenartig aneinandergelagerten Zellen dürften oberflächlich gelegen gewesen sein. Die für tiefere Zellen typischen Zytoplasmafortsätze fehlen ihnen. Für die Kerne selbst und die Kernplasmarelation gilt das weiter oben für die Einzelzellen gesagte. Die Kerne sind gut gegen den Zelleib abgegrenzt, die Kernplasmarelation ist infolgedessen leicht abzulesen. Sie entspricht der normaler Zellen. Die Kerne sind

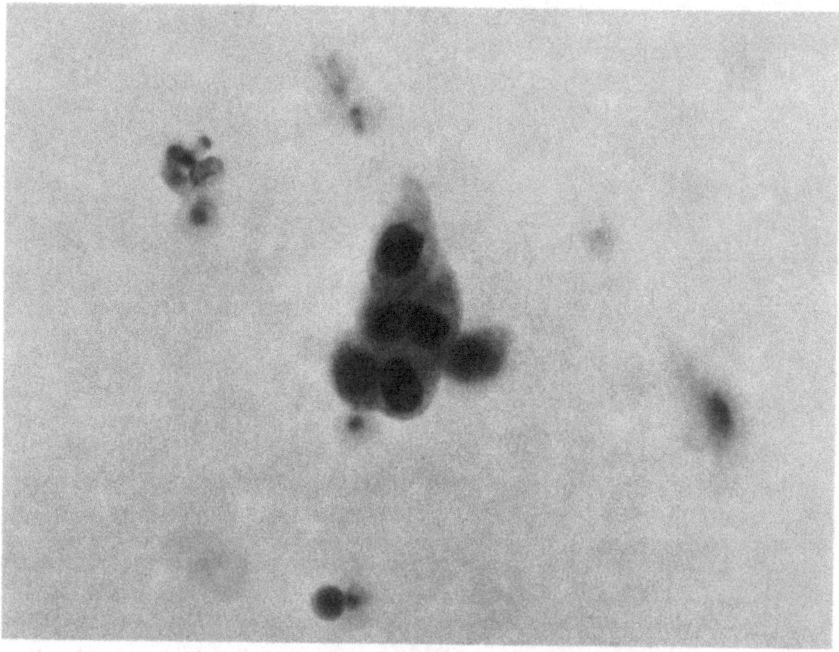

Abb. 28: *Ureterpapillom.* An den länglichen Zellfortsätzen erkennt man, daß einige der Zellen aus tieferen Schichten des Epithels stammen. Malignitätsmerkmale finden sich nicht. Vergr. 830 ×.

von einheitlicher Größe und Färbbarkeit. Kleine Formvarianten sind artefiziell bedingt und durch das Ausstreichen bedingt. Das Zytoplasma ist annähernd homogen. Vakuolen sind selten vorhanden.
Neben den Epithelien kommen in wechselnder Zahl Erythrozyten und granulierte Leukozyten vor (Abb. 31).

β. *Der zytologische Befund eines Aspirats aus Ureter oder Nierenbecken bei Vorliegen eines Karzinoms*

Ureter- und Nierenbeckenkarzinome sind oft papillär gestaltet, d. h. ähnlich aufgebaut wie Papillome. Abgesehen vom unterschiedlichen Verhalten, das sich nur histologisch dokumentieren läßt – infiltratives und destruierendes Wachstum – unterscheiden sich Epithelzellen dieser Karzinome zytologisch von denen der Papillome und normalen Zellen.
Als Charakteristikum der Karzinomzelle springt an den Präparaten die unterschiedliche Kerngröße ins Auge. Verglichen mit dem Ausstrich eines Papilloms ist das mikroskopische Bild beim Karzinom unruhig, unregelmäßig. Zu den

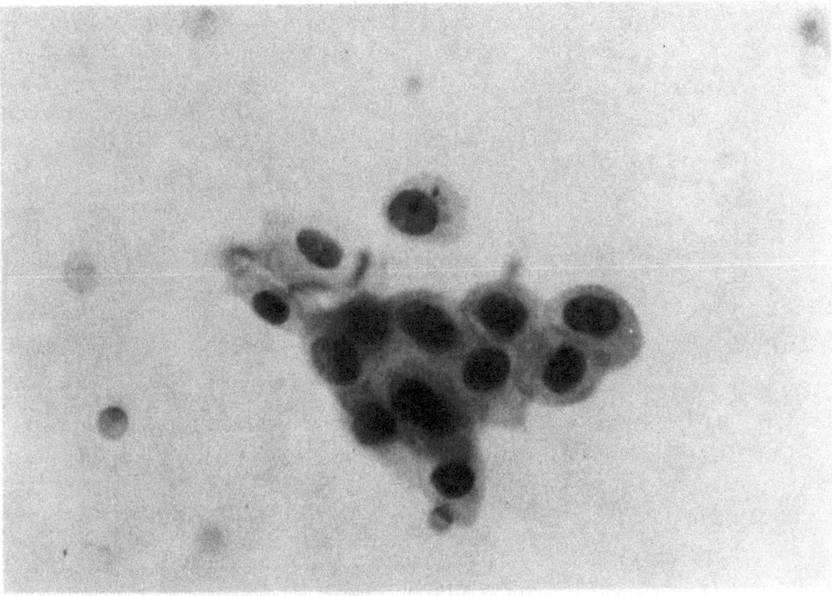

Abb. 29: *Ureterpapillom.* Die Zellen entstammen oberflächlicheren Lagen des Epithels. Links oben in Ablösung begriffene Deckzellen. Malignitätsmerkmale fehlen. Vergr. 830 ×.

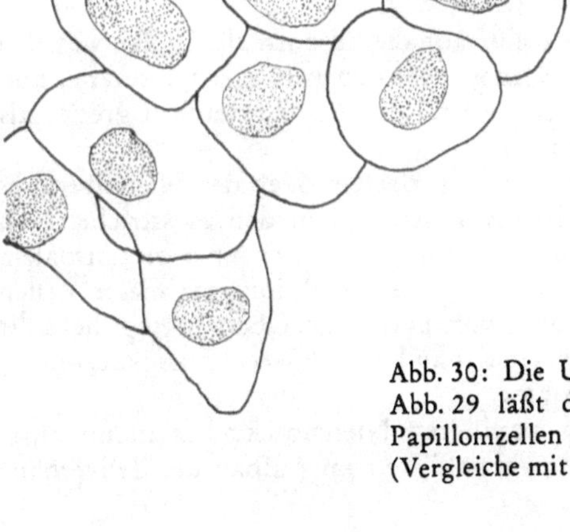

Abb. 30: Die Umrißzeichnung eines Ausschnittes der Abb. 29 läßt die ungestörte Kernplasmarelation der Papillomzellen gut erkennen.
(Vergleiche mit Abb. 33 und 34.)

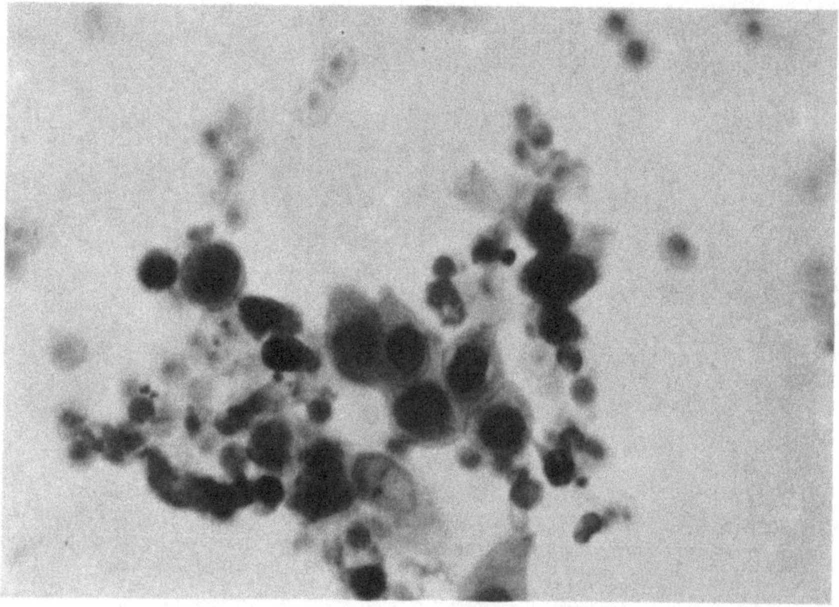

Abb. 31: *Ureterpapillom.* Neben den Papillomzellen erkennt man granulierte Leukozyten, die verschieden stark alteriert sind, und Erythrozyten. Vergr. 830 ×.

Kerngrößenvarianten kommt als weiteres Moment die unterschiedliche Färbbarkeit dieser Zellen hinzu. Viele Kerne sind deutlich größer als die normaler Epithelzellen aus dem Harntrakt oder solche von Papillomzellen.

Zunahme der Kerngröße und verstärkte Färbbarkeit sind durch den erhöhten Gehalt an Desoxyribonukleinsäure, Ausdruck der erhöhten Chromosomenzahl der Krebszelle, hervorgerufen.

Im Gegensatz dazu behält der Zelleib eine annähernd normale Größe, was sich folglich in einer zugunsten des Kernes verschobenen Kernplasmarelation äußert. Als weiteres Malignitätskriterium sind die Kernkörperchen größer als normal. Zweikernige Zellen kommen vor.

In den Zellverbänden von Karzinomen des Ureters oder des Nierenbeckens findet man häufiger einmal Zellteilungsfiguren, die in den Ausstrichen von Aspirationsmaterial von Papillomen oder bei entzündlichem oder normalem Befund extrem selten sind. Offenbar ist die Reproduktionsrate dieser Zellen gegenüber der von Papillomzellen oder von normalem Übergangsepithel sehr niedrig. In Abb. 32, dem Ausstrich eines papillären Nierenbeckenkarzinoms, erkennt man in Bildmitte eine Metaphase.

Auch an Abb. 33, Ausstrich eines papillären Nierenbeckenkarzinoms eines anderen Patienten, läßt sich die Unregelmäßigkeit im Aufbau des Zellverban-

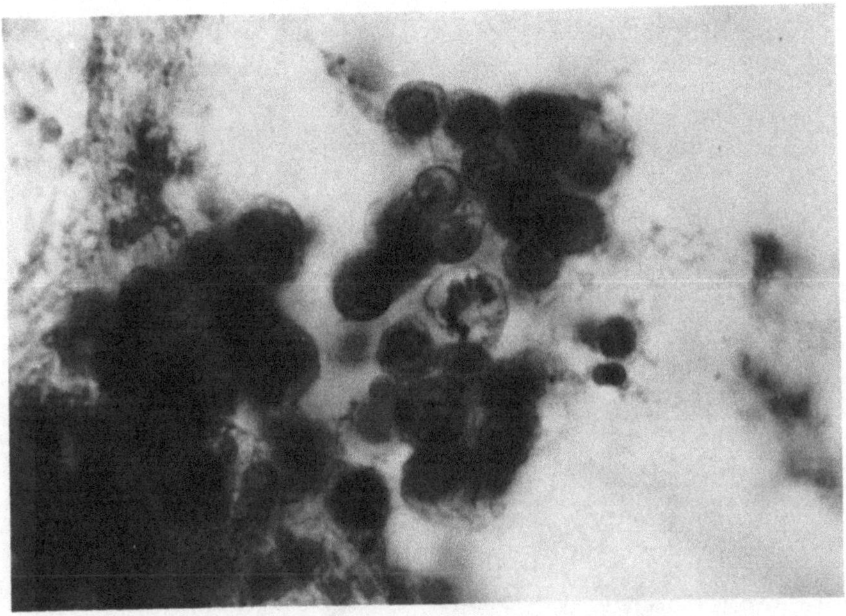

Abb. 32: *Nierenbeckenkarzinom* (Randbezirk eines Gewebsfragmentes). Man beachte die Anisokaryose und die zugunsten der Kerne verschobene Kernplasmarelation, wie auch die Heterochromasie. In Bildmitte eine Mitose (Metaphase). Vergr. 830 ×.

des, bedingt durch ausgeprägte Kerngrößenunterschiede, deutlich ablesen. Regelrechte Riesenkerne kommen neben vergrößerten und normal großen Kernen vor. Im Gegensatz zur Abb. 32 sind die Kernkörperchen nicht in demselben Maße hervorgehoben wie dort. Die Kernstruktur ist locker und das Kernchromatin an der Kernmembran niedergeschlagen, die dadurch besonders deutlich wird. Die Kernplasmarelation ist auch in diesem Falle eindeutig zugunsten der Kerne verschoben.

Zusammenfassend kann an Hand der Beispiele der Abb. 32 und 33 – in beiden Fällen handelt es sich um papilläre Nierenbeckenkarzinome verschiedener Patienten – festgehalten werden, daß von den verschiedenen Malignitätskriterien nicht immer alle in dem gleichen Maße ausgeprägt und ablesbar sind. Trotz des Fehlens einer Vergrößerung der Nukleolen ist der Befund, der in Abb. 33 dargestellt ist, absolut eindeutig. Um die Besonderheiten dieses Ausstriches einem Befund gegenüberzustellen, der bei einem Ureterpapillom erhoben wurde, ist ein Ausschnitt der Abb. 29 mit dem eines Teils der Abb. 33 zu vergleichen (Abb. 30, 34). Um die zugunsten des Kernes verschobene Kernplasmarelation bei insgesamt vergrößerten Kernen des vom Karzinom stammenden Präparates zu verdeutlichen, wurden nur die Kernkonturen und die Zellgrenzen

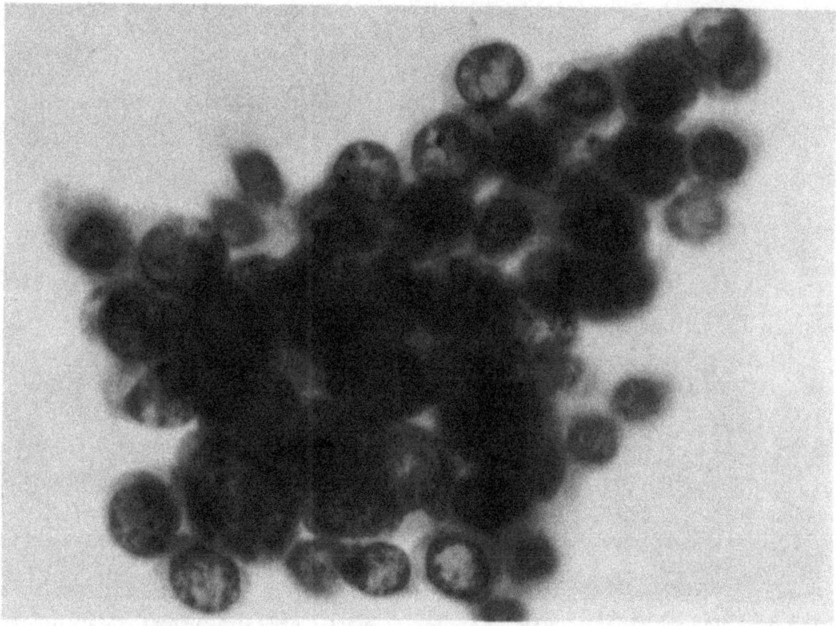

Abb. 33: *Nierenbeckenkarzinom.* Ausgeprägte Verschiebung der Kernplasmarelation zugunsten der Kerne und Anisokaryose. Vergr. 830 ×.

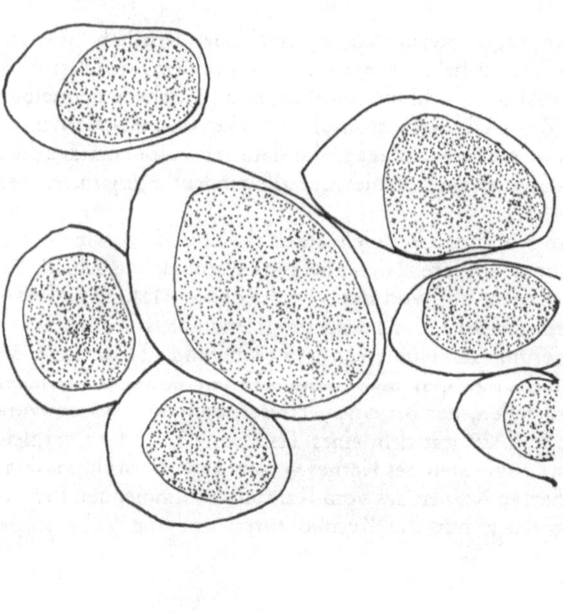

Abb. 34: Die Strichzeichnung läßt die gestörte Kernplasmarelation und die Anisokaryose besonders deutlich werden. Man vergleiche mit Abb. 29 und 30.

gezeichnet. Als wichtigstes zytologisches Kriterium einer malignen Transformation des Epithels kommt die zugunsten des Kernes verschobene Kernplasmarelation der Zellen des Nierenbeckenkarzinoms zur Darstellung, unserer Meinung nach das deutlichste und entscheidende Kriterium bei der Diagnostik zytologischer Ausstriche von Tumoren des Übergangsepithels überhaupt.

3. Die zellulären Bestandteile der Ausstriche der Aspirationszytologie aus der Harnblase

a) Normale Zellen

Aspiriert man in der beschriebenen Art und Weise Zellen von der inneren Oberfläche der normalen Harnblase, so findet man in den Ausstrichen prinzipiell die gleichen Zellen, die im Spontanurin und in den Aspiraten aus dem nicht pathologisch veränderten Nierenbecken und dem Ureter nachweisbar sind. Nierenbecken, Ureter und Harnblase sind von dem gleichen Epithel ausgekleidet, dem Übergangsepithel. Degenerative Veränderungen fehlen an den aspirierten Zellen, soweit nicht entzündliche Prozesse oder Nekrosen vorliegen. In diesen Fällen sind in den Ausstrichen massenhaft mehr oder weniger degenerierte granulierte Leukozyten nachweisbar. Gut erhaltene Epithelien fehlen praktisch vollkommen (s. auch Abb. 27).

α. Der zytologische Befund eines Aspirats aus der normalen Harnblase

Das von der normalen Blasenschleimhaut abgesaugte Material ist arm an Zellen. Die wenigen Zellen, die in den Ausstrichen vorhanden sind, entstammen den oberflächlichen Schichten des Epithels. Es handelt sich also um Deckzellen. Diese können ein- oder auch zweikernig sein (vergl. auch Abb. 5 und 6). Morphologisch faßbare Unterschiede bestehen nicht zwischen den Deckzellen des Nierenbeckens und des Ureters oder denen der Harnblase. Im Gegensatz zu der Form, die sie im Zellverband innehatten, sind sie im Ausstrich von mehr oder weniger ovaler Form. Sie haben den schlanken Zytoplasmaausläufer, der im ursprünglichen Zustand den Kontakt mit der Basalmembran des Epithels herstellte, in den ovalären Zelleib eingeschlossen. Nach der Fixierung sind im Zytoplasma der Deckzellen gelegentlich Vakuolen nachweisbar. An seiner Peripherie kommen Abschnürungen vor, die wahrscheinlich artefiziell bedingt sind.
Die Kerne können entweder besonders groß sein, von lockerem Chromatingerüst, ein oder zwei mehr oder weniger deutliche Kernkörperchen sowie eine gut sichtbare Kernmembran besitzen, oder aber von normaler Größe und doppelt in einer Zelle vertreten sein.
Das Verhältnis von Kerngröße zur Ausdehnung des Zelleibes entspricht dem normaler Zellen. Die Kernplasmarelation ist also normal.
Besonders leicht sind natürlich Zellen zu gewinnen, die abschilferungsbereit

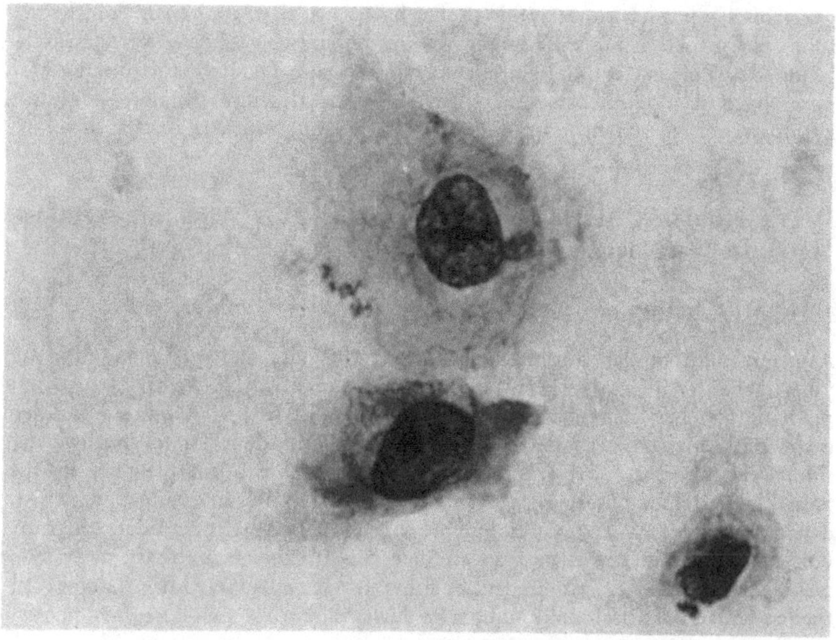

Abb. 35: Deckzellen von *normaler Blasenschleimhaut.* Vergr. 1300 ×.

sind, d. h., deren Alterungsprozeß so weit fortgeschritten ist, daß sie sich ohnehin bald aus dem Zellverband abgelöst hätten. Solche Zellen weisen z. T. bereits Veränderungen auf, die bei der Beschreibung des Aspirats aus dem normalen Nierenbecken und Ureter dargestellt worden sind. Deutlich sind insbesondere Veränderungen des Zelleibes. Dessen äußere Begrenzung ist nicht mehr sicher zu erkennen. Vakuolen treten auf, sowie blasenartige Zytoplasmaabschnürungen. Der Zelleib kann blasenartig aufgetrieben sein (s. auch Abb. 24). Dadurch können die normalen Größenverhältnisse zwischen Zelleib und Zellkern verändert erscheinen. Man sollte derartige Zellen nicht zur zytologischen Diagnostik heranziehen. Die degenerativen Veränderungen könnten die Beurteilung in einer falschen Richtung beeinflussen.

β. Der zytologische Befund eines Aspirats aus der entzündlich veränderten Harnblase

Genau wie im Nierenbecken oder dem Ureter ist das Übergangsepithel bei Vorliegen entzündlicher Veränderungen aufgelockert. Durch Aspiration erhält man von entzündlich veränderten Bezirken ein Material, in dem auch Zellen aus tieferen Schichten, erkennbar an ihrer tropfenförmigen Gestalt mit einem schwanzartigen Fortsatz, vorhanden sind. Daneben finden sich Deckzellen, die ein- oder zweikernig sein können sowie granulierte Leukozyten in mehr oder minder großer Zahl.

Entzündliche Veränderungen der Blasenschleimhaut spielen für die urologische Zytodiagnostik eine gewisse Rolle, da sie zuweilen als Tumor angesprochen werden. Die zytologische Untersuchung des Aspirats von dem verdächtigen Bezirk gibt dann Auskunft über den wahren Charakter der Veränderungen. Diese kommen insbesondere vor bei Patienten mit Blasensteinen oder aber Dauerkatheterträgern. Durch den Druck des Fremdkörpers kommt es häufiger zu lokalisierten entzündlichen Schleimhautveränderungen, die sich als Gewebszunahme infolge einer entzündlichen Schwellung der Schleimhaut zu erkennen geben. Differentialdiagnostisch kommt in diesen Fällen ein Blasentumor infrage. Die gezielte Aspiration aus dem entsprechenden Schleimhautbezirk gibt zumeist Aufklärung über die tatsächlichen Verhältnisse. Tumorzellen fehlen in den Ausstrichen. Stattdessen findet man normale Zellen des Übergangsepithels, häufig mit den oben erwähnten Degenerationszeichen, z. T. auch aus tieferen Schichten des Epithels, gemischt mit mehr oder weniger viel Detritus und granulierten Leukozyten.

γ. *Der zytologische Befund eines Aspirats bei eitrig entzündeter Harnblase*

Bei einer hochgradigen Zystitis sind neben massenhaft vorhandenen mehr oder weniger gut erhaltenen granulierten Leukozyten im allgemeinen keine Epithelien nachweisbar. Diese sind durch die lytischen Fermente der Leukozyten aufgelöst oder zumindest meist so verändert, daß sie nicht mehr zytologisch beurteilt werden können.

Besteht der Verdacht eines Tumors, so muß zystoskopisch eine Stelle herausgefunden werden, deren Oberfläche am wenigsten alteriert erscheint. Von diesem Ort wird dann Material aspiriert. So gelingt es zumeist, zu einer konkreten zytologischen Diagnose zu kommen.

Die Exfoliativzytologie, sei es aus Spontanurin, sei es aus Blasenspülflüssigkeit, versagt in diesen Fällen zumeist. Das Verhältnis der durch Leukozyteneinwirkung alterierten Epithelien und der Leukozyten zu den verwertbaren Epithelien ist meistens zu stark zugunsten erstgenannter Zellen verschoben, als daß eine bindende Aussage über die Art der Blasenerkrankung gemacht werden könnte. Zu der Wirkung der Leukozyten kommt natürlich noch die der Bakterien hinzu. Oft finden sich in den Harnblasen von Patienten mit Blasentumoren alte Blutgerinnsel, die den Bakterien einen günstigen Nährboden bieten.

b) Tumorzellen

α. *Der zytologische Befund eines Aspirats von der Oberfläche eines Harnblasenpapilloms*

Harnblasenpapillome sind der Definiton nach gutartige Geschwülste, die vom Übergangsepithel der Harnblase ausgehen. Sie bestehen aus einem zarten

reichlich verzweigten Bindegewebsgerüst mit einem oft recht breiten Epithelbelag. Dessen Höhe kann von einem zum anderen Tumor verschieden sein.
Im histologischen Präparat können Abweichungen von der Morphologie der Zellen eines benignen Tumors vorkommen. Diese machen sich bemerkbar durch unterschiedliche Größe und Färbbarkeit der Kerne. Zum Teil kann auch eine zugunsten der Kerne verschobene Kernplasmarelation vorhanden sein. Liegen einige dieser Veränderungen vor, so sprechen wir vom Papillom mit Atypien. Sind viele an dem Präparat ablesbar, so handelt es sich um ein Carcinoma in situ. Die Übergänge zum papillären Karzinom sind fließend. Bis zu 20% der Harnblasenpapillome sollen maligne degenerieren.
Im histologischen Schnitt kann das infiltrative und destruierende Wachstum eines Karzinoms festgestellt werden. Insbesondere das Verhalten des Epithels gegenüber der Lamina propria genannten subepithelialen Schicht gibt den Ausschlag bei der Diagnose, sobald diese nicht sofort aufgrund des zytologischen Aspektes der Zellen gestellt werden kann.
Anders sind die Verhältnisse am zytologischen Präparat. Die gewebliche Bezugsmöglichkeit fehlt hier. Wir verlassen uns ausschließlich auf den zytologischen Aspekt, d. h. auf das Zellbild und insbesondere den Vergleich des Aussehens der einen Zelle mit dem der anderen. Dabei kommt es dazu, daß die Zellen eines Ausstriches von einem Papillom mit Atypien aufgrund der zytologischen Charakteristika als Karzinomzellen deklariert werden können, von denen des Carcinoma in situ ganz zu schweigen, wobei allerdings festzustellen ist, daß es in letztgenanntem Fall natürlich zu Recht geschieht.
Zur Zeit ist die Behandlung des Harnblasenpapilloms, auch des Papilloms mit Atypien, von der des Blasenkarzinoms völlig verschieden. Man muß also die zytologische Diagnose in jedem Falle durch eine Gewebsentnahme bestätigen, wodurch dann die anzuwendende Therapie veranlaßt wird. Eine gute histologische Klassifizierung der Harnblasenpapillome geben GIBBONS[7] und Mitarb., die man sich auch bei der Beurteilung zytologischer Präparate stets vor Augen halten sollte.
Der größte Teil der Papillome besitzt jedoch ein Epithel, dessen Zellen dem normalen Übergangsepithel weitgehend gleichen. Es fällt deshalb schwer, bzw. ist zumeist unmöglich, allein aufgrund dieses Materials einen Blasentumor nachzuweisen.
Im Gegensatz zu den Ausstrichen, die von einem Aspirat von der gesunden Blasenschleimhaut gewonnen werden und die recht zellarm sind, fällt in den Ausstrichen, die von der Oberfläche von Blasentumoren hergestellt worden sind, die große Ausbeute an aspirierten Zellen auf (Abb. 36). Es finden sich mehr oder weniger große Gewebsfragmente, ja ganze Papillomzotten können aspiriert werden. Dieses Material entzieht sich aufgrund seiner Beschaffenheit

---

[7] GIBBONS, R. P., MANDLER, J. I., HARTMANN, W. M.: The significance of epithelial atypia seen in non-invasive transitional cell papillary tumors of the bladder. J. Urol (Baltimore) *102*, 195 (1969).

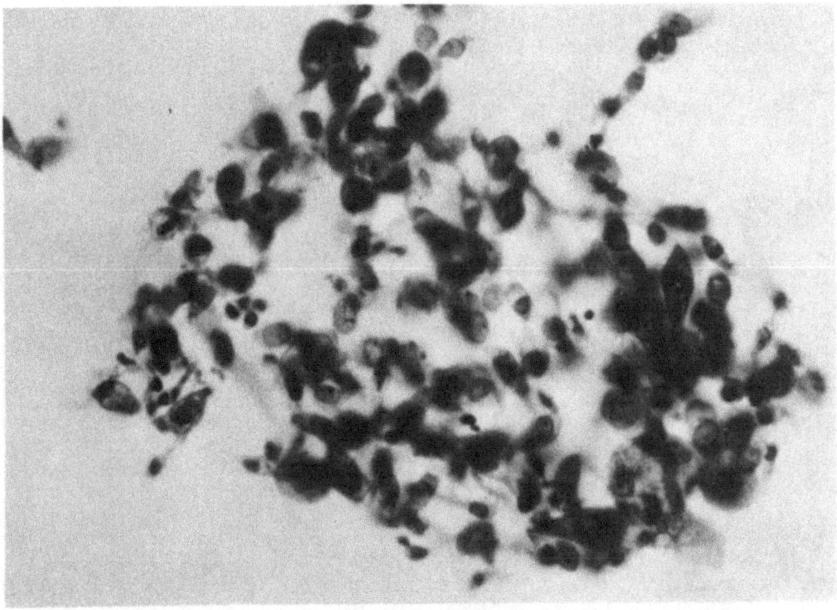

Abb. 36: *Harnblasenpapillom.* Man beachte den Zellreichtum des Aspirats. Vergr. 330 ×.

der Beurteilung. Gewebsfragmente sind zu dick als daß ihre Details, insbesondere die einzelnen Zellen, mikroskopisch untersucht werden könnten. Nur der Rand von Gewebsfragmenten kann genügend durchleuchtet werden, so daß sich gewisse zytologische Hinweise ablesen lassen. Im allgemeinen sind kleinere Zellverbände oder Gruppen von Zellen zu bevorzugen. Gegenüber Einzelzellen fallen bei Zellgruppen oder Zellverbänden morphologische Unterschiede viel stärker ins Gewicht. Der Vergleich verschiedener Zellen miteinander ergibt die für das Karzinom so typische Vielfalt des Bildes. Im Gegensatz dazu sind die zytologischen Merkmale des Papilloms, abgesehen vom Papillom mit Atypien, verhältnismäßig eintönig.

In den Zellverbänden, die zytologisch ausgewertet werden können, finden sich Deckzellen und Zellen, die aus tieferen Lagen stammen. Die Deckzellen sind an ihrem großflächigen Zelleib erkennbar und besitzen einen oder zwei Kerne (Abb. 37). Sie unterscheiden sich kaum von den Deckzellen des normalen Übergangsepithels. Der Kern ist locker strukturiert, besitzt ein oder mehrere kleine Kernkörperchen und ist gegen das Zytoplasma durch eine deutliche Kernmembran abgegrenzt. Das Zytoplasma ist locker strukturiert. Vakuolenartige Aufhellungen kommen vor, die z. T. eine beachtliche Größe erreichen können.

Weiterhin findet man Zellen aus den tieferen Schichten des Epithels. Diese sind

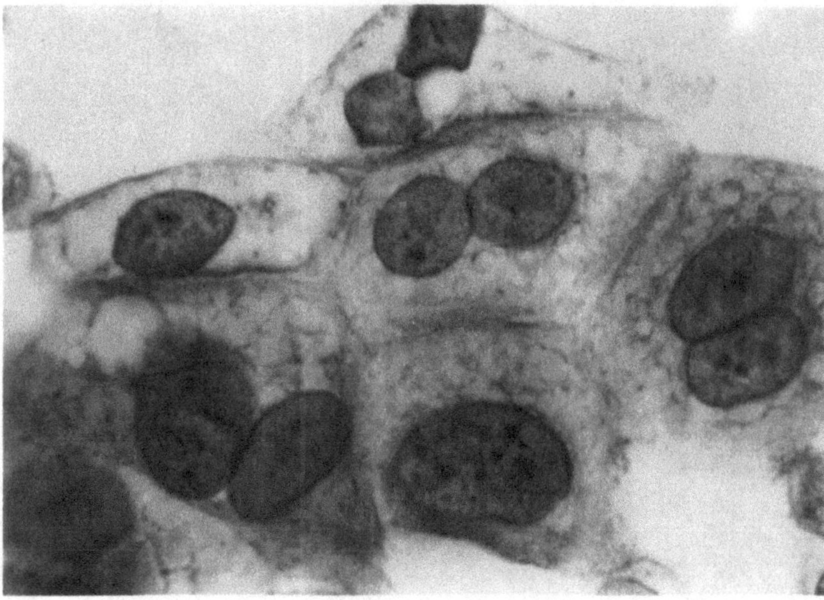

Abb. 37: *Harnblasenpapillom.* Gruppe von ein- und zweikernigen Deckzellen. Vergr. 1300 ×.

rundlich mit einem etwas schmäleren Fortsatz an einer Seite und erinnern insofern an die Epithelien aus tiefen Schichten, die man bei der Aspiration von der entzündlich aufgelockerten Schleimhaut gewinnen kann (Abb. 38). Die Kernplasmarelation entspricht der normaler Zellen. Die Kerne sind ebenso groß wie die der Deckzellen. Sie sind verhältnismäßig hell, besitzen zumeist einen zarten Kernkörper und sind von ovalärer Form sowie gegen das Zytoplasma durch eine deutliche Kernmembran abgegrenzt. Die Beschaffenheit des Zytoplasma entspricht dem der Deckzellen. Vakuolenartige Aufhellungen kommen vor und können eine beachtliche Größe erreichen.

Zellen aus tieferen Schichten des Epithels sind kleinflächiger, häufig von spindelförmiger Gestalt und besitzen zum großen Teil auch schlanke Zytoplasmafortsätze, wodurch sie Tropfenform haben und damit völlig den Zellen aus den tieferen Schichten des normalen Übergangsepithels gleichen (Abb. 39). Dabei ist die Kernplasmarelation stets normal. Die Kerne sind von identischer Färbbarkeit und annähernd der gleichen Größe. Die Kerne der spindelförmigen Zellen sind gelegentlich etwas kleiner als die der rundlichen, weiter oberflächlich gelegenen Zellen oder die der Deckzellen (Abb. 40). Kernstruktur und Zytoplasmabeschaffenheit gleichen sich jedoch bei allen Zellen, die vom Papillom ohne Atypien aspiriert worden sind.

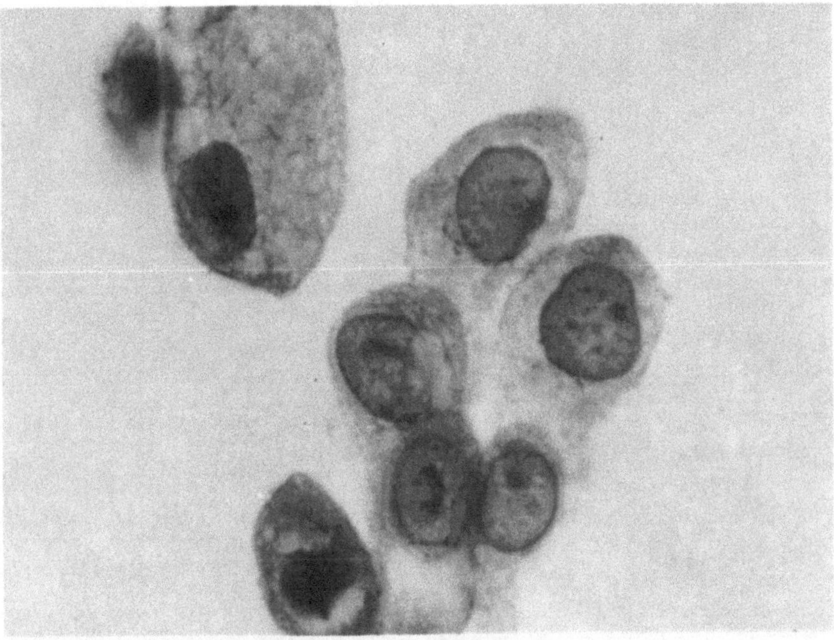

Abb. 38: *Harnblasenpapillom.* Die nach einer Seite hin entwickelten Zellfortsätze lassen annehmen, daß es sich um Zellen aus tieferen Schichten des Epithels handelt. Vergr. 1300 ×.

β. *Das Harnblasenpapillom mit Atypien*

Ausstriche, die von der Oberfläche eines Papilloms mit Atypien gewonnen worden sind, weisen gewisse Besonderheiten auf, die leicht dazu führen, daß man ein Harnblasenkarzinom diagnostiziert. Derartige Geschwülste sind zytologisch dadurch charakterisiert, daß man an den Zellen ein oder zwei, jedoch nicht alle zytologischen Malignitätskriterien ablesen kann. So fallen an den Zellen, die in Abb. 41 wiedergegeben sind, Kerngrößenunterschiede und eine gewisse Verschiebung der Kernplasmarelation zugunsten der Kerne auf. In Abb. 42 ist es die unterschiedliche Kerngröße, wozu insbesondere der am unteren Bildrand gelegene Kern beiträgt, die die Diagnose „Papillom mit Atypien" begründet.

Dazu ist festzustellen, daß auch an den Ausstrichen von Harnblasenkarzinomen selten alle Malignitätskriterien ablesbar sind. Sie sind jedoch wesentlich deutlicher – dadurch, daß mehrere zytologische Eigenheiten von Karzinomzellen gefunden werden – als beim Papillom mit Atypien.

Wie einleitend bereits bemerkt, ist die Differenzierung eines Papilloms mit

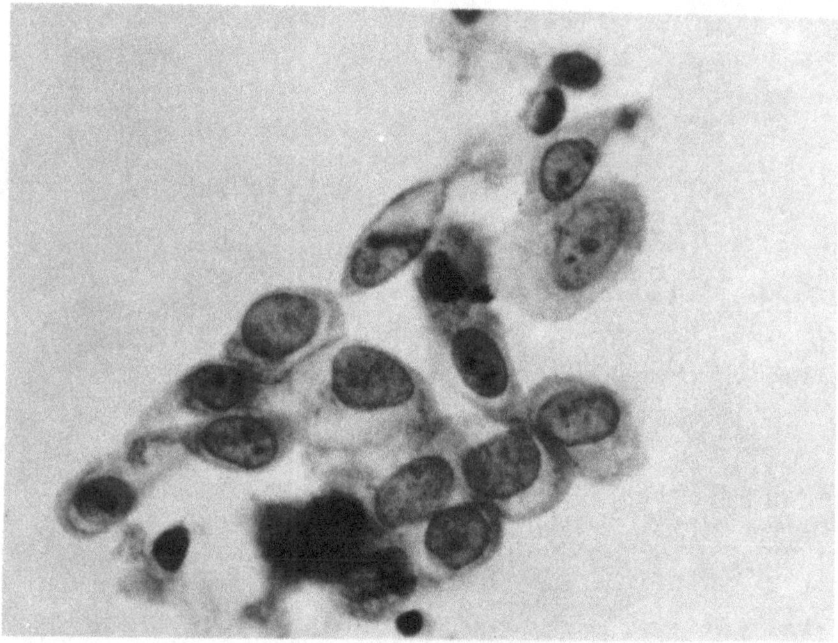

Abb. 39: *Harnblasenpapillom.* Die elongierten Zellen mit den kleinen Kernen dürften aus den basalen Schichten des Epithels stammen. Vergr. 1300 ×.

Atypien von einem papillären Karzinom auch histologisch nicht ganz einfach, wenngleich u. U. leichter zu erstellen als an Hand eines zytologischen Ausstriches. Die Einteilung von *Gibbons* und Mitarb. gibt dazu gute Anhaltspunkte, die auch gut mit dem klinischen Verlauf korrespondiert. Bekanntlich degenerieren bis zu 20% der Harnblasenpapillome zu Karzinomen. Es ist sicher sehr schwierig, die Grenzen zwischen gut- und bösartig zu ziehen. Wir halten es deshalb auch nicht für verfehlt – unter Berücksichtigung des pragmatischen Leitfadens, der in der klinischen Medizin erfahrungsgemäß erfolgreich angewandt wird –, im Zweifelsfall das schlimmere Leiden zu diagnostizieren, bzw. den Verdacht, daß es vorliegt, in der Formulierung der Diagnose zu berücksichtigen (Papanicolaou Gruppe III). Der Einsender des Ausstriches wird dadurch davon abgehalten, den Befund zu bagatellisieren und die Blasengeschwulst etwa zu elektrokoagulieren, was im Falle eines Blasenkarzinoms eine ungeeignete, ja überhaupt keine Therapie darstellt. Er wird vielmehr versuchen, den zytologischen Befund durch eine Gewebsentnahme in Narkose zu bestätigen oder zu entkräften. Dabei ist wichtig, daß die Entnahmestellen korrespondieren.

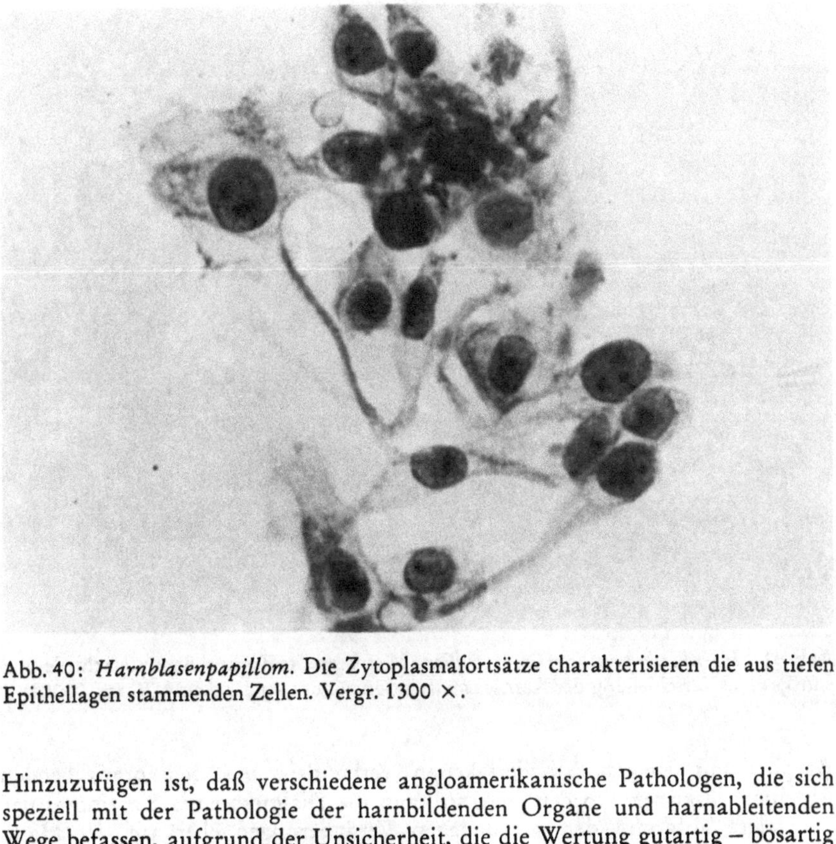

Abb. 40: *Harnblasenpapillom.* Die Zytoplasmafortsätze charakterisieren die aus tiefen Epithellagen stammenden Zellen. Vergr. 1300 ×.

Hinzuzufügen ist, daß verschiedene angloamerikanische Pathologen, die sich speziell mit der Pathologie der harnbildenden Organe und harnableitenden Wege befassen, aufgrund der Unsicherheit, die die Wertung gutartig – bösartig bei den epithelialen Harnblasentumoren mit sich bringt, nur von Harnblasenkarzinomen sprechen. Sie zählen auch die im deutschsprachigen Schrifttum als gutartig bezeichneten Harnblasenpapillome zu den Karzinomen.
Die Erstellung einer sogenannten falsch positiven Diagnose, die auf der Präsenz eines Harnblasenpapilloms mit Atypien beruht, kann also durchaus dem wahren Verhalten der Geschwulst entsprechen und der einzuschlagenden Therapie eher gerecht werden als die minimisierende Diagnose »Papillom«.

γ. *Der zytologische Befund eines Aspirats von der Oberfläche eines Harnblasenkarzinoms*

Wie im vorangehenden Kapitel erläutert, sind die Übergänge vom Harnblasenpapillom mit Atypien zum papillären Harnblasenkarzinom fließend. Das Carcinoma in situ ist in gewissem Sinne als Frühform des papillären Karzinoms zwischen beide einzureihen. Ist die Beurteilung des Harnblasenpapilloms mit

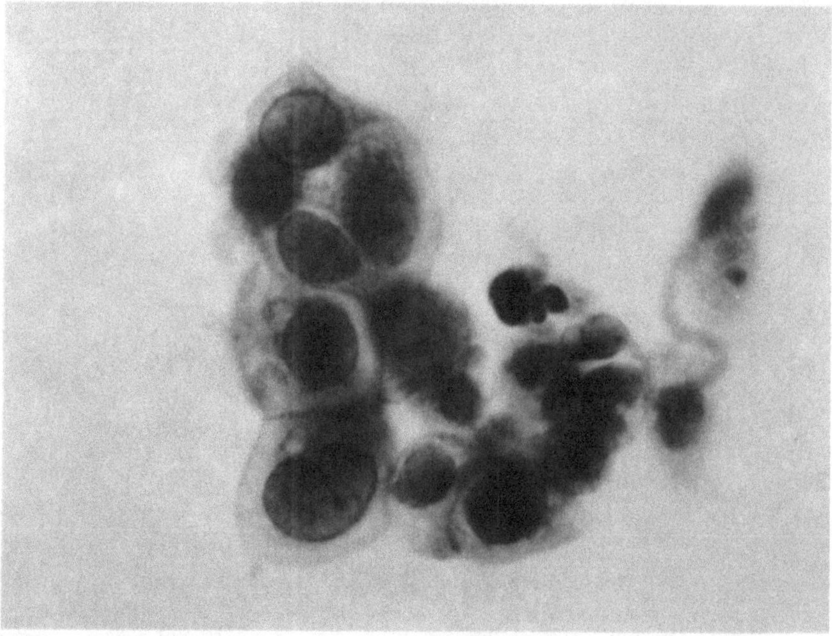

Abb. 41: *Harnblasenpapillom mit Atypien.* Man bemerkt Kerngrößenunterschiede und eine gewisse Verschiebung der Kernplasmarelation zugunsten der Kerne. Vergr. 1300 ×.

Atypien mit einigen Schwierigkeiten verbunden, die im vorangehenden Abschnitt diskutiert worden sind, so kann die Diagnose eines Karzinoms der Harnblase aufgrund der vorhandenen Veränderungen eher auf der Hand liegen.

Bei den meisten Harnblasenkarzinomen fällt auf, daß ihre Zellen Kerne besitzen, die einer anderen Größenklasse zuzuordnen sind, als die der Papillomzellen. Harnblasenkarzinomzellen sind zumeist heteroploid und hyperploid, d. h. sie besitzen einen Chromosomensatz, der über dem normaler Zellen liegt (LAMB[8]), was sich einerseits in einer Größenzunahme gegenüber normalen Zellen ausdrückt und zum anderen auch in einer verstärkten Färbbarkeit mit Hämatoxylin, der Hyperchromasie. Im Gegensatz dazu bleibt die Ausdehnung des Zelleibes praktisch die normaler Zellen oder ist nur gering vergrößert. Aus diesen Veränderungen resultiert die zugunsten des Kernes verschobene Kernplasmarelation.

---

[8] LAMB, D.: Correlation of Chromosome counts with histological appearances and prognosis in transitional cell carcinoma of bladder. Brit. med. J. *1*, 273 (1967).

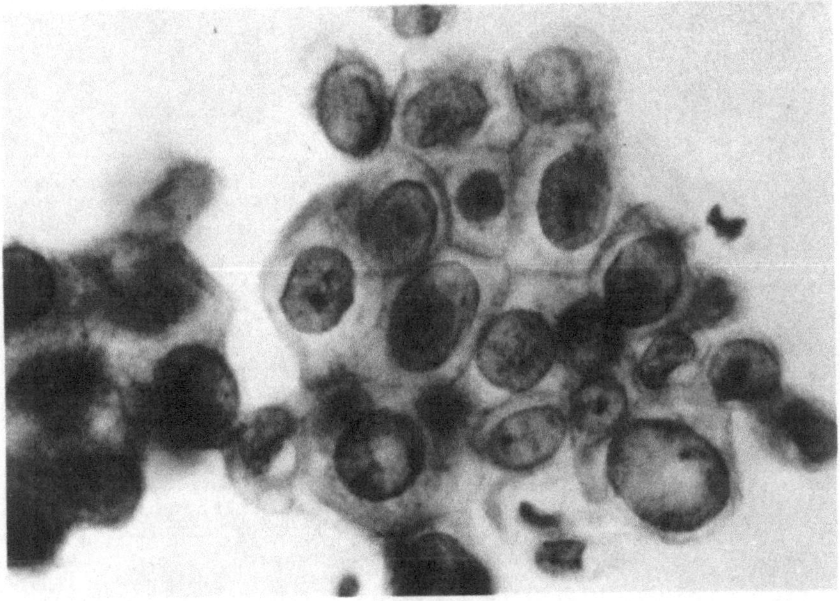

Abb. 42: *Harnblasenpapillom mit Atypien.* Auffällig sind Kerngrößenunterschiede. Vergr. 1300 ×.

Den Unterschied zwischen dem zytologischen Befund eines Papilloms mit Atypien und einem papillären Blasenkarzinom verdeutlichen die Abb. 42 und 43. Schon bei Betrachtung bei schwacher Vergrößerung fällt die dichte Lagerung der Kerne auf. Sie ist zurückzuführen auf den nur sehr schmalen Zytoplasmasaum, der die Kerne umgibt. Die Strukturen, die sofort ins Auge springen, da sie den größten Teil des Bildes einnehmen, sind die Kerne (Abb. 43). Sie sind von ovalärer Form und mehr oder weniger stark mit Hämatoxylin färbbar. Durch die unterschiedliche Färbbarkeit kommt das Phänomen der Heterochromasie zustande. Es ist natürlich nur ablesbar, wenn mehrere Zellen in einem Komplex zusammenliegen. An Einzelzellen, wie in Abb. 44 wiedergegeben, fällt die zugunsten des Kernes verschobene Kernplasmarelation auf; ein Vergleich der Färbbarkeit des Kernes mit denen anderer Zellen ist hier natürlich nicht möglich.

Die Zellen von Übergangsepithelkarzinomen besitzen mehr oder weniger dichte Kerne, die größer als die normaler Zellen und vor allem auch verschieden groß sind. Außerdem sind sie verschieden dunkel gefärbt. Die Kernkörperchen sind häufig in der Mehrzahl vorhanden und oft deutlich vergrößert. Das Kernchromatin ist teilweise locker, an anderen Zellen jedoch auch wieder dichter strukturiert. Die Kernmembran ist immer sehr deutlich, so

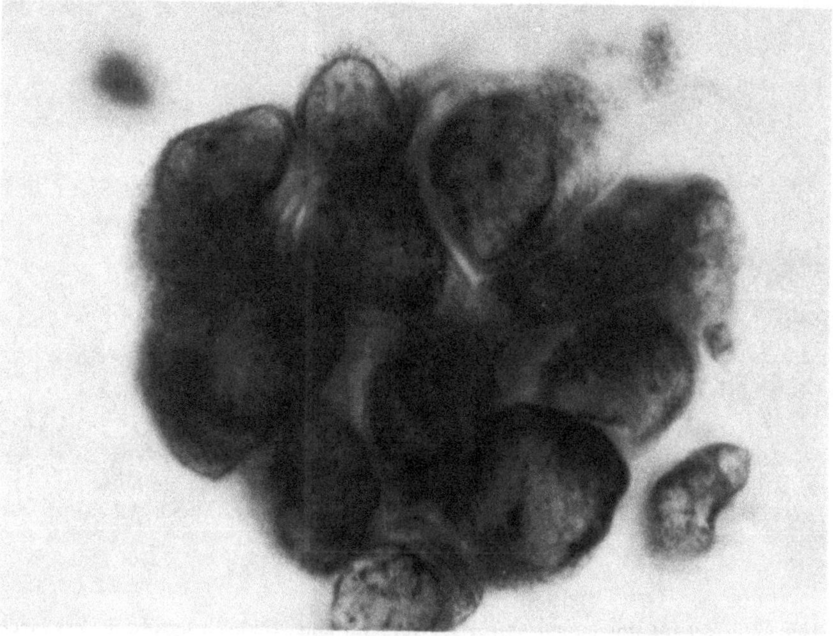

Abb. 43: *Papilläres Harnblasenkarzinom.* Die verschiedenen großen Zellkerne sind z. T. nur von einem schmalen Zytoplasmasaum umrandet, Ausdruck der extrem zugunsten der Kerne verschobenen Kernplasmarelation. Vergr. 1300 ×.

daß die Abgrenzung gegen den Zelleib meistens leicht fällt. Der Kern liegt im allgemeinen in einer etwas exzentrischen Position in der Zelle. Der Zelleib ist von unregelmäßiger Gestalt; er besitzt stellenweise Vakuolen. An manchen Zellen beschränkt sich das Zytoplasma auf einen schmalen Saum, der die Kerne umgibt (Abb. 45). Diese Zellen sind dann eindeutig als Krebszellen zu diagnostizieren. Bei anderen Zellen kann das Zytoplasma jedoch reichlicher vorhanden sein, so daß die gesamte Zelle vergrößert erscheint.
Daneben kommen Zellen vor, die die Merkmale normaler Zellen besitzen. Sie sind von normaler Größe. Ihre Kerne sind ebenfalls normal groß, von recht homogener Innenstruktur, besitzen aber oft betonte Nukleolen. Die Kernplasmarelation ist an solchen Zellen, wie der Vergleich mit normalen Übergangsepithelien ergibt, ungestört (Abb. 25, 26). Die kleinen Zellen der Abbildung sind natürlich genauso als Krebszellen anzusehen wie die größeren und weiter links gelegenen Zellen. Allerdings basiert die zytologische Diagnose auf dem Vorhandensein dieser letztgenannten Zellen, die viele der Malignitätscharakteristika, wie oben beschrieben, aufweisen. Die Beobachtung, die aus dem normalen Rahmen herausfällt, ergibt die Diagnose. Zellen, die sich nicht oder

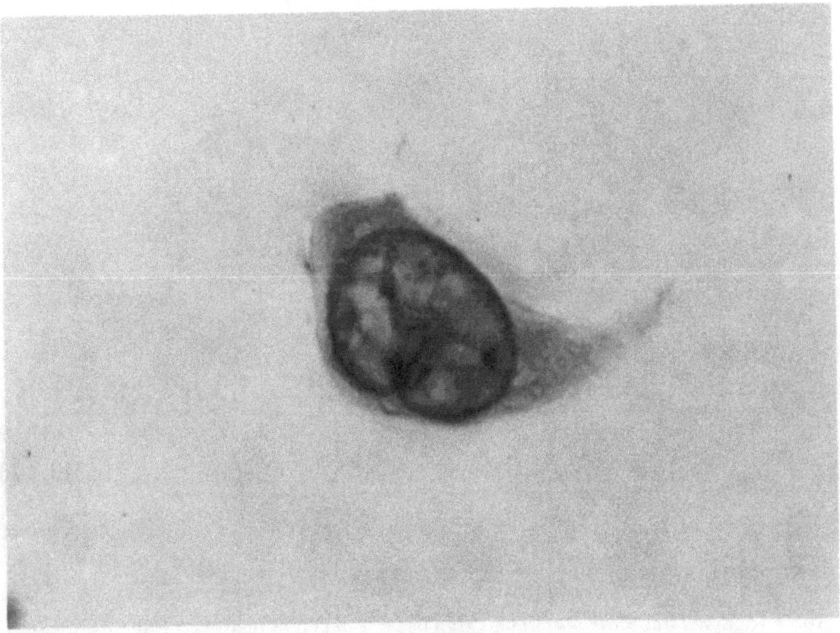

Abb. 44: *Papilläres Blasenkarzinom.* Einzelzelle mit gestörter Kernplasmarelation. Vergr. 1300 ×.

kaum von normalen Zellen unterscheiden, werden vernachlässigt. Ihr Vorhandensein ergibt das für das Karzinom so typische bunte Bild mit verschiedener Kerngröße, unterschiedlicher Färbbarkeit der Kerne und gestörter Kernplasmarelation.

An anderen Zellgruppen, wie in Abb. 43 wiedergegeben, fallen sofort die großen Kerne ins Auge, die dicht gelagert sind. Das Zytoplasma, das als schmaler Saum die Kerne umgibt, ist wenig augenscheinlich. Dieses für einen Komplex von Krebszellen recht typische Bild ist auf die zugunsten der Zellkerne veränderte Kernplasmarelation zurückzuführen und ergibt mithin ebenfalls die Diagnose.

ε. *Der zytologische Befund bei Plattenepithelkrebsen der Harnblase*

Plattenepithelkrebse der Harnblase sollen 4,5 bis 6,7% aller Harnblasenkarzinome ausmachen (*Fetter*[9] und Mitarb., *Francis*[10]), sind also recht selten. Trotzdem müssen sie natürlich in diesem Zusammenhang erwähnt werden.

---

[9] FETTER, T. R., BOGAEV, J. M., MCCUSKEY, B., SERES, J. C.: Carcinoma of the bladder: sites of metastases. – J. Urol (Baltimore) *81*, 746 (1959).

[10] FRANCIS, R. R.: Carcinoma of the bladder. – J. Urol (Baltimore) *85*, 552 (1961).

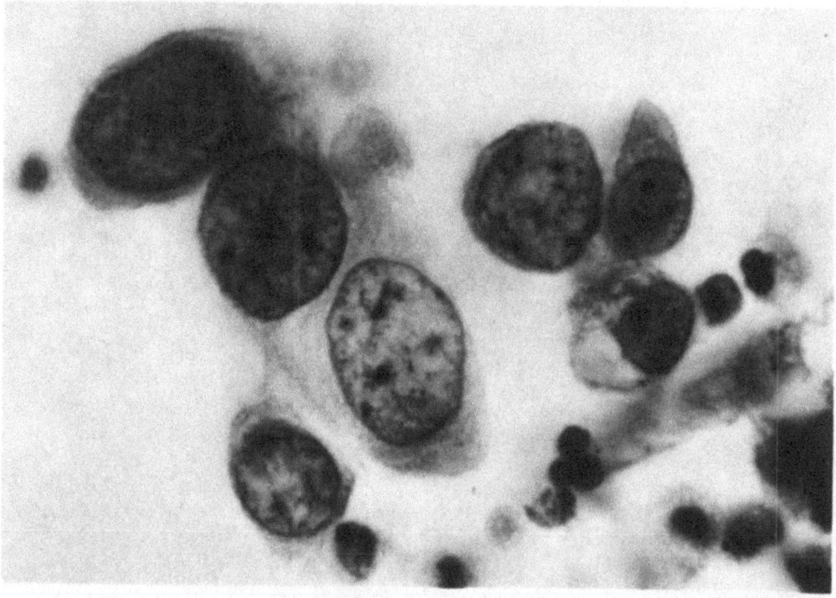

Abb. 45: *Papilläres Blasenkarzinom.* Man beachte die Heterochromasie, die Anisokaryose und die zugunsten der Kerne verschobene Kernplasmarelation. Die beiden Zellen rechts im Bild haben eine annähernd normale Kernplasmarelation. Vergr. 1300 ×.

Die Morphologie verhältnismäßig ausgereifter Plattenepithelien unterscheidet sich erheblich von der der Übergangsepithelien. Die Zellen besitzen einen flachen und sehr großflächigen Zelleib, der locker strukturiert ist. Die häufig fast polygonalen Zellen sind mosaikartig zu einem Verband zusammengefügt, wobei die annähernd geradlinig verlaufenden Zellgrenzen direkt aneinanderstoßen. Der Kern ist je nach dem Ausreifungsstadium mehr oder weniger groß. Ganz junge Zellen besitzen einen großen Kern, der eher dunkel gefärbt ist und von dichter Struktur. Die Kernkörperchen sind mehr oder weniger deutlich. Die Begrenzung zum Zytoplasma ist immer gut erkennbar, der Zytoplasmasaum spärlich und leicht granuliert. Ob die in der Abb. 47 wiedergegebenen Zellen zu regelrechten Plattenepithelien ausreifen können, ist fraglich. Vermutlich geht ein großer Teil von ihnen in diesem Stadium bereits zugrunde, ohne zu dem typischen Bild der Plattenepithelien heranzureifen, das Abb. 48 darstellt.

Diese großflächigen Zellen beitzen in einem gewissen Ausreifungsstadium mittelgroße Kerne, die verschieden stark mit Hämatoxylin färbbar sind und einen betonten Nukleolus besitzen. Mitosen kommen auch in diesem Stadium vor (Abb. 48 links). Gemessen an normalen Plattenepithelien, z. B. von der Fossa

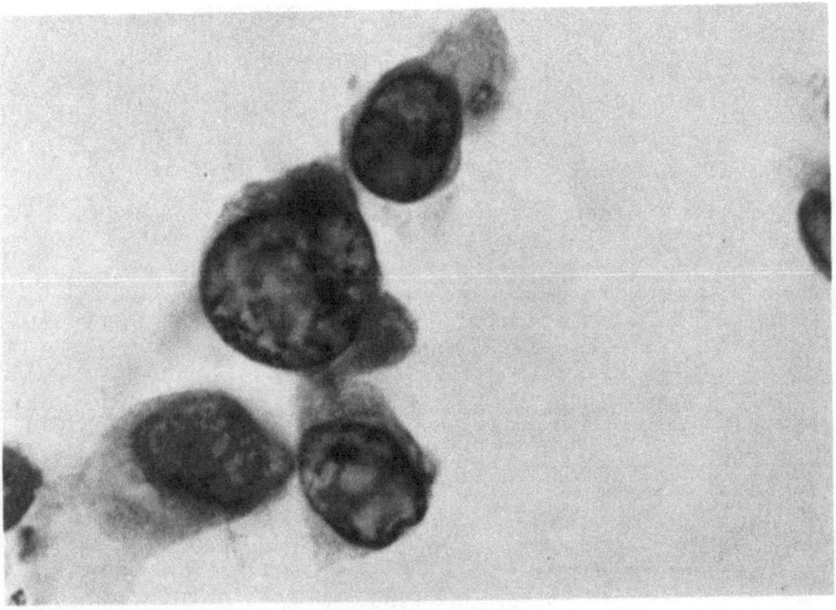

Abb. 46: *Papilläres Blasenkarzinom.* Unterschiedliche Verschiebung der Kernplasmarelation bei den einzelnen Zellen. Vergröberung der Chromatinstruktur der Kerne der drei mittelständigen Zellen. Vergr. 1300 ×.

navicularis der männlichen Harnröhre, ist auch in dem Falle dieser Karzinomzellen die Kernplasmarelation zugunsten der Kerne verschoben. Infolge der speziellen Merkmale der Plattenepithelien ist die Veränderung jedoch nicht so deutlich ablesbar wie an den maligne degenerierten Übergangsepithelien.
Kommt es zu einer Verhornung der Plattenepithelien, so werden die Kerne pyknotisch, d. h., sie werden klein, dunkel, verlieren ihre innere Struktur und gehen schließlich zugrunde. Übrig bleibt der helle Zelleib. Plattenepithelkarzinome können stellenweise verhornen, während die Zellen anderer Abschnitte der Geschwulst nicht so weit ausdifferenzieren. Die verhornten Zellen schilfern ab und sind dann im Spontanurin nachweisbar. Da sie wenig charakteristisch sind, sind sie nicht unbedingt pathognomonisch. In der Fossa navicularis der männlichen Harnröhre und dem Endabschnitt der weiblichen Harnröhre sowie der Vulva kommen ja Plattenepithelien vor.

Die Diagnose „Plattenepithelkarzinom" basiert also auf dem Nachweis unreifer Zellformen unter Berücksichtigung der Malignitätsmerkmale, die an ihnen abgelesen werden können.

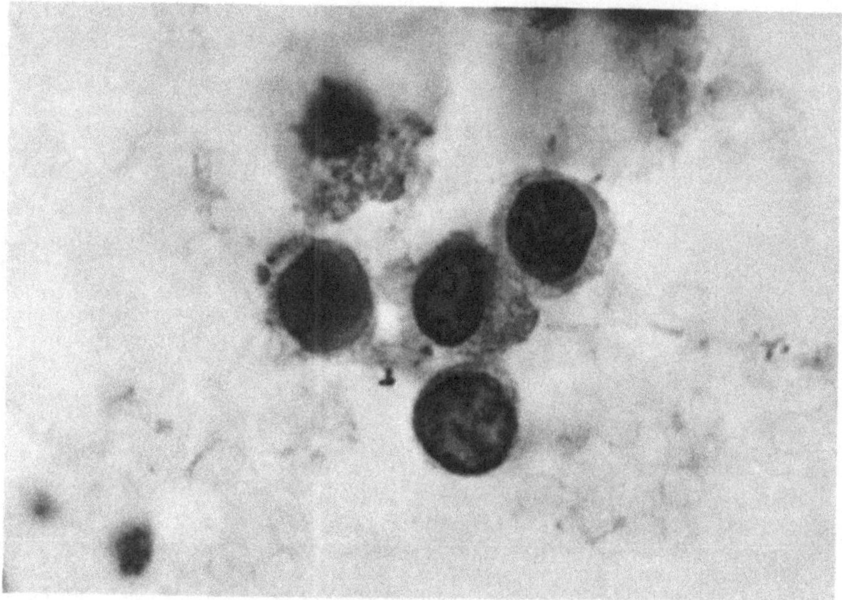

Abb. 47: *Plattenepithelkarzinom der Harnblase.* Unreife Zellen, die auf Grund des zytologischen Aspekts als Krebszellen imponieren. Anisokaryose, Hyperchromasie der Kerne und gestörte Kernplasmarelation. Vergr. 1300 ×.

C. Materialgewinnung aus der Prostata durch Punktion und Aspiration (Prostataaspirationsbiopsie) und Beurteilung der gefärbten Ausstriche

Die Technik des Nachweises von Prostataepithelien im Prostataexprimat oder im Spontanurin nach Prostatamassage hat keine schlüssigen Befunde ergeben. Sie ist zugunsten der transrektalen Prostataaspirationsbiopsie mit zytologischer Aufarbeitung des aspirierten Materials verlassen worden. Diese Methode gestattet es, Zellverbände und Einzelzellen aus der Vorsteherdrüse zu gewinnen und der Untersuchung zuzuführen. Man erhält so Ausstriche mit vital fixierten Zellen, die sich vorzüglich für die zytologische Untersuchung eignen.
Besondere Bedeutung hat die Prostataaspirationsbiopsie im Zusammenhang mit der Frühdiagnostik des Prostatakarzinoms. Durch die neuerdings in großem Rahmen durchgeführten Krebsvorsorgeuntersuchungen werden suspekte Pal-

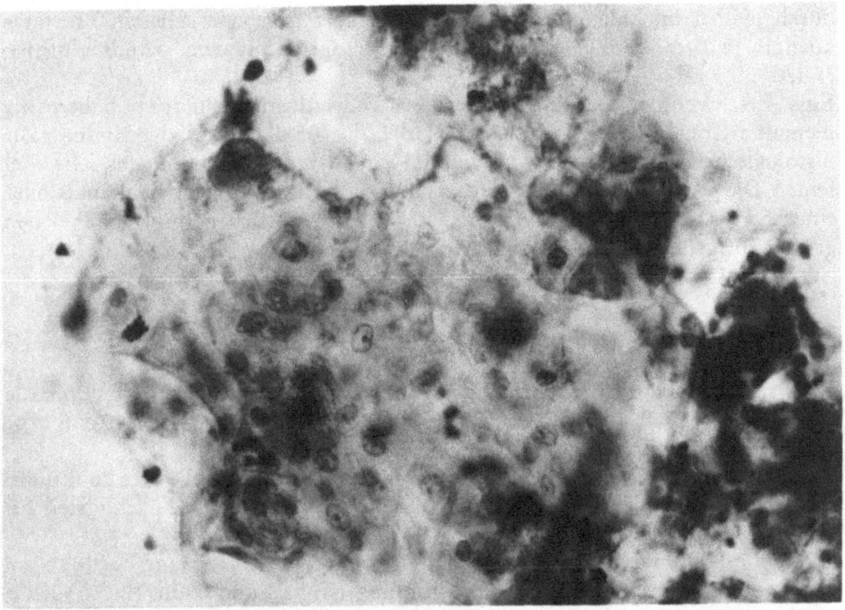

Abb. 48: *Plattenepithelkarzinom der Harnblase.* Neben unreifen Zellen (am rechten Bildrand) kommen reifere Plattenepithelien vor, eine der Zellen mit Mitosefigur (Metaphase, am linken Bildrand). Vergr. 330 ×.

pationsbefunde in großer Zahl erhoben. Vorsteherdrüsen mit lokalisierten Verhärtungen oder Verdichtung eines Seitenlappens oder etwa der gesamten Drüse müssen solange als krebsverdächtig angesehen werden, bis der Verdacht durch eine Biopsie mit nachfolgender histologischer oder zytologischer Untersuchung entkräftet ist. Differentialdiagnostisch kommen vor allem chronisch entzündliche Veränderungen der Prostata in Frage.

Man ist zur Zeit bestrebt, Patienten mit einem palpatorisch auf die Drüse beschränkten Prostatakarzinom der radikalen Prostataektomie, d. h. der operativen Entfernung der Prostata mitsamt den Samenblasen zuzuführen. Wird diese Operation rechtzeitig durchgeführt, so liegt die 5- bis 10-Jahres-Überlebenszeit bei etwa 72%.

Wir gehen folgendermaßen vor:

Sobald durch die zytologische Untersuchung in dem aus der Prostata aspirierten Material Krebszellen nachgewiesen sind (Gruppe IV und V) und der Prozeß bei rektaler Untersuchung auf die Drüse beschränkt erscheint, wird eine perineale Freilegung durchgeführt und aus dem suspekten Bezirk eine Gewebsprobe entnommen, die im Schnellschnittverfahren untersucht wird. Lautet die histologische Diagnose dann »Prostatakarzinom«, so wird die radikale Prostatektomie durchgeführt, im Falle eines negativen Befundes gegebenenfalls ein Prostataadenom perineal enukleiert, ansonsten der Eingriff mit dem Wundschluß beendet.

Eine Erschwerung der Operation infolge der Feinnadelbiopsie haben wir niemals erlebt. Im Gegensatz zu der Nadel, die für die Materialgewinnung zur histologischen Untersuchung verwandt wird, ist die *Franzén*nadel sehr viel feiner. Die Wahrscheinlichkeit einer Tumorzellinfiltration des Stichkanals oder einer periprostatischen Entzündung ist damit wesentlich geringer als bei den großkalibrigen Stanznadeln, unabhängig davon, welchen Typs diese ist.

1. Das Punktionsbesteck nach Franzén

Die Prostata wird transrektal punktiert. Mit dem palpierenden Finger kann die Nadelspitze genau auf den verdächtigen Bezirk gelenkt werden, so daß eine gezielte Entnahme möglich ist.

Dazu verwenden wir das von FRANZÉN und Mitarbeitern[11] publizierte Punktionsbesteck. Es besteht aus einer Spritze, einer Nadel und einem Führungsteil für die Nadel (Abb. 49).

Ein besonderer Handgriff an der Spritze gestattet, mit einer Hand das Material anzusaugen, während die andere das Führungsteil hält und so die Nadel auf die Stelle der Prostata zielt, aus der das Aspirat gewonnen werden soll.

Die Nadel ist etwa 20 cm lang und, abgesehen vom Anfangsteil, sehr dünn (22er Nadel). Der Übergang vom dickeren Anfangsabschnitt zum dünnen Bereich ist sehr wichtig. Er dient als Markierungspunkt. Der dünne Abschnitt der Nadel entspricht genau der Länge des Führungsteiles.

Der Führungsteil der Nadel ist im Prinzip ein dünnes Rohr von der Länge des dünnen Abschnittes der Nadel. Er besitzt eine Krümmung, die dem palpierenden Finger angepaßt ist. Am Endteil findet sich ein halbierter Ring, in den die Zeigefingerspitze eingeführt wird. Dieser Ring stellt das Ende des Führungsteiles dar, aus dem dann die Nadelspitze herauskommt. Die Weite des Ringes kann durch Druck auf die beiden Teile dem Durchmesser des Zeigefingers angepaßt werden. Im mittleren Abschnitt etwa des Führungsteiles findet sich eine Metallplatte, deren Lage verändert werden kann, so daß sie gut der Hohlhand anliegt. Der Anfangsabschnitt des Führungsteiles ist trichterförmig erweitert, um das Einführen der Nadel zu erleichtern.

Vor der Verwendung wird das Besteck sterilisiert. Weiterhin wird ein Gummihandschuh benötigt für die Hand, die den Führungsteil des Bestecks in das Rektum einbringt, sowie Gleitmittel, wie wir es für die rektale Untersuchung benutzen.

---

[11] FRANZÉN, S., GIERTZ, G. and ZAJICEK, J.: Cytological diagnosis of prostatic tumours by transrectal aspiration biopsy: A preliminary report. Brit. J. Urol. *32*, 193 (1960).

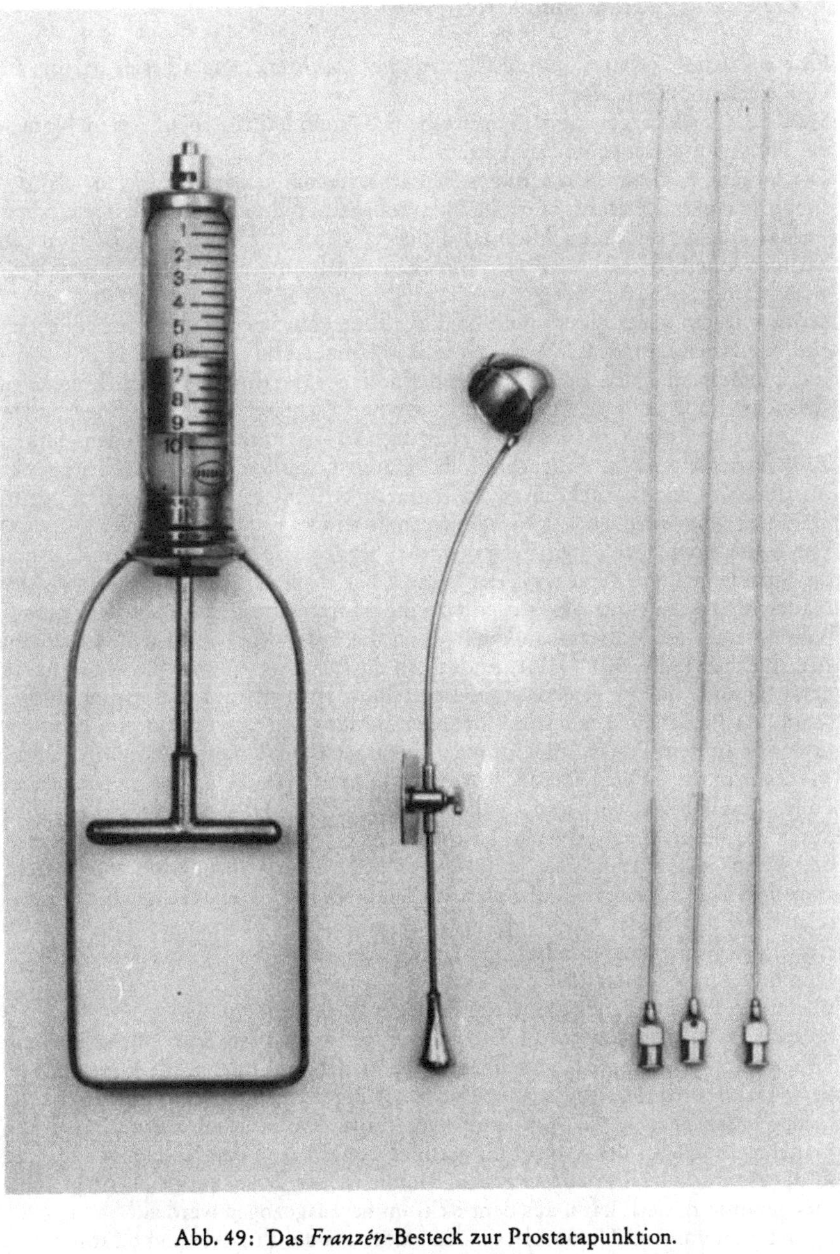

Abb. 49: Das *Franzén*-Besteck zur Prostatapunktion.

2. Technik der Prostatapunktion

Eine spezielle Vorbereitung des Patienten (Abführen, Anaesthesie) ist für die Untersuchung nicht nötig.

Mehrere Objektträger werden mit einem Schreibdiamanten mit dem Namen des Patienten versehen und numeriert.

Der Patient wird auf dem urologischen Untersuchungstisch wie zu einer Zystoskopie gelagert. Zunächst wird die Prostata rektal palpiert und evtl. vorhandene Verhärtungen, aus denen Material aspiriert werden soll, genau lokalisiert. So hat man einen frischen Eindruck von der Ausdehnung und Beschaffenheit evtl. vorhandener suspekter Bezirke.

Dann wird ein neuer Handschuh über die linke Hand des Untersuchers gezogen und der Führungsteil auf dem linken Zeigefinger und der linken Hand adjustiert, indem man die in der Mitte befindliche Metallplatte so in ihrer Lage verändert, daß sie in der Hohlhand zwischen Daumen- und Kleinfingerballen zu liegen kommt. Zur besseren Fixierung des Führungsteiles auf dem linken Zeigefinger kann ein Fingerling übergezogen werden. Die Einführung des Instrumentes in das Rektum wird dadurch erleichtert, was, besonders wenn Hämorrhoiden vorliegen, etwas schmerzhaft sein kann.

Der Kolben der Spritze wird etwas zurückgezogen, so daß etwa ein ml Luft in die Spritze gelangt. Nun wird der linke Zeigefinger mit dem Führungsteil der Nadel in das Rektum des Patienten eingeführt. Mit dem linken Zeigefinger palpiert man die Prostata und läßt dann die Fingerkuppe auf dem suspekten Bezirk ruhen (Abb. 50). Damit findet sich die Öffnung, aus der die Nadelspitze herauskommt, in der erwünschten Lage. Nun wird die auf die Spritze aufgeschraubte Nadel in den trichterförmigen Anfangsteil des Führungsteils eingeführt bis zu dem Punkt, an dem man einen gewissen Widerstand merkt. Überwindet man diesen Widerstand, so kommt es dazu, daß die Nadelspitze aus dem Führungsteil heraustritt und in die Prostata eindringt. Der Widerstand wird durch die Verdickung des Anfangsabschnittes der Nadel hervorgerufen, der sich der Wand des Führungsteiles anlegt. Das Lumen des Führungsteiles entspricht aber dem Durchmesser des dickeren Nadelabschnittes. Die anfänglich exzentrische Lage der Nadel kann infolge eines konischen Überganges zum dünnen Abschnitt leicht überwunden werden, wobei eben der Widerstand auftritt. Durch diesen Widerstand merkt man, wann die Nadelspitze den Führungsteil verläßt und wann man beginnt, die Prostata zu punktieren.

Sobald die Nadelspitze in die Prostata eingedrungen ist, wird unter leichtem Druck und bei ständigem Vorschieben der Nadel 1 ml Luft in die Drüse insuffliert. Dann wird der Kolben der Spritze völlig zurückgezogen und die Nadel in der Prostata mehrfach hin- und hergeführt. Dadurch wird Material in die Nadel aspiriert. Ist die Aspiration beendet, so läßt man den Kolben der Spritze in die Anfangsposition zurückgehen. Damit ist der Druckausgleich hergestellt. Das gesamte Besteck kann aus dem Rektum herausgezogen werden.

Achtet man vor dem Herausziehen der Nadel aus der Prostata nicht darauf, daß

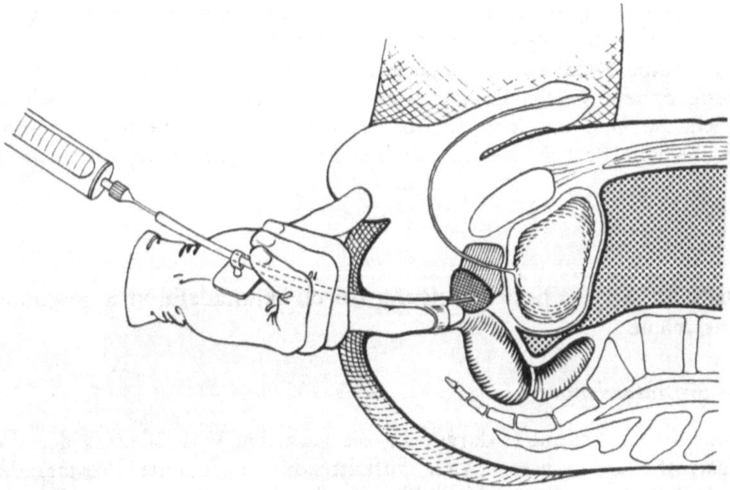

Abb. 50: Schematische Darstellung der Prostatapunktion mit dem *Franzén*-Besteck. Die Fingerspitze ruht auf dem suspekten Bezirk. Die Nadel wird so auf diesen hingelenkt.

ein Druckausgleich hergestellt ist, so kommt es dazu, daß die Gewebesuspension von der Nadel in die Spritze gelangt und von dort infolge ihrer geringen Menge nicht mehr zurückgewonnen werden kann, einer der häufigsten Fehler, die bei der transrektalen Aspirationsbiopsie gemacht werden.

3. Herstellung der Ausstriche

Um das in der Nadel befindliche aspirierte Material zu gewinnen, wird die Spritze *von der Nadel gelöst* und durch Zurückziehen des Kolbens mit Luft gefüllt. Dann wird sie erneut auf die Nadel aufgeschraubt und deren Inhalt unter Druck auf ein Ende eines Objektträgers aufgetropft. Dieses Material wird dann sofort mit einem zweiten Objektträger nach Art der Blutausstriche auf dem Objektträger verteilt (s. Seite 25) und dann sofort von einer Hilfsperson mit Fixationsspray überzogen. Anschließend läßt man den Ausstrich trocknen.
Von besonderer Bedeutung ist, daß die Spritze von der Nadel abgenommen wird, bevor man sie mit Luft füllt. Läßt man sie dabei auf der Nadel, so wird deren Inhalt in die Spritze aspiriert und geht verloren.

Unter Verwendung verschiedener Nadeln können mehrere Proben aus einer Prostata entnommen werden. Sind mehrere punktierte Bezirke vorhanden, so wird das Material auf vorher numerierte Objektträger aufgetragen und schriftlich festgehalten, welche Lokalisation in der Prostata welchem Objektträger entspricht. So weiß man letztlich, aus welchem Bezirk nach erfolgter operativer Freilegung eine Probeentnahme zur histologischen Untersuchung zu erfolgen hat.

4. Die zytologische Beurteilung der durch Feinnadelbiopsie gewonnenen Ausstriche

a) *Das Prostataadenom*

Im wesentlichen kommt es darauf an, die gutartige Vergrößerung der Vorsteherdrüse, die im höheren Alter auftritt, das sogenannte Prostataadenom nämlich, von den malignen Neubildungen der Drüse abzugrenzen. Es versteht sich von selbst, daß normales Prostatagewebe, evtl. auch entzündlich verändertes, vom Prostatakarzinom unterschieden werden muß.

Beim Prostataadenom handelt es sich um Wucherungen der die prostatische Harnröhre umlagernden periurethralen Drüsen. Infolge der Gewebszunahme kommt es zu einer Verdrängung der eigentlichen Prostata nach außen. Diese umgibt das Adenom letzten Endes als sogenannte Kapsel. *Histologisch* handelt es sich beim Prostataadenom um ein Fibromyoadenom. Die einzelnen Bestandteile, glatte Muskulatur, mehr oder weniger lockeres Bindegewebe und Drüsen können in einem unterschiedlichen Verhältnis zueinander vorkommen.

Während Muskelzellen und Fibrozyten keine Rolle bei der Beurteilung der *zytologischen* Ausstriche spielen, sind die Drüsenepithelien von ausschlaggebender Bedeutung. Deren zytomorphologische Charakteristika lassen sie als gutartige, d. h. nichtkrebsige Zellen erkennen. Selten kommen in Prostataadenomen Plattenepithelmetaplasien oder Inseln von Übergangsepithel vor. Das Vorhandensein von Plattenepithelzellen in den Ausstrichen eines Punktats aus der Prostata darf nicht als Charakteristikum eines Plattenepithelkarzinoms – etwa eines von der Harnblase in die Prostata infiltrierten Blasenkarzinoms – aufgefaßt werden. Bei den Plattenepithelmetaplasien der Prostata handelt es sich um ausgereifte Zellen. Beim Plattenepithelkarzinom finden sich auch unausgereifte Zellen, die Malignitätskriterien erkennen lassen.

In der Mehrzahl der Fälle fehlen beim Prostataadenom jedoch Plattenepithelinseln oder Gruppen von Übergangsepithelzellen. Der zytologische Befund ist beim Prostataadenom verhältnismäßig charakteristisch.

In den Ausstrichen finden sich mehr oder weniger große Zellverbände, die aus pflasterartig aneinandergelagerten Zellen bestehen. Die Zellgrenzen sind deutlich durch EA 31 grün hervorgehoben und bilden ein wabenartiges Muster

(Abb. 51). Das Zytoplasma ist meistens sehr hell. Der Zellkern besitzt ein lockeres Chromatingerüst und findet sich oft in exzentrischer Position. Die Kernkörperchen sind angedeutet erkennbar, wenig auffällig. Vergleicht man eine Zelle mit der anderen, so fällt die Gleichförmigkeit des Bildes auf. Man bemerkt eine Uniformität von Kerngröße, Kernfärbbarkeit und der Relation zwischen Kerngröße und Zelleib. Zellteilungsfiguren sind extrem selten. Den gleichen Aspekt haben einfache Prostataepithelien.

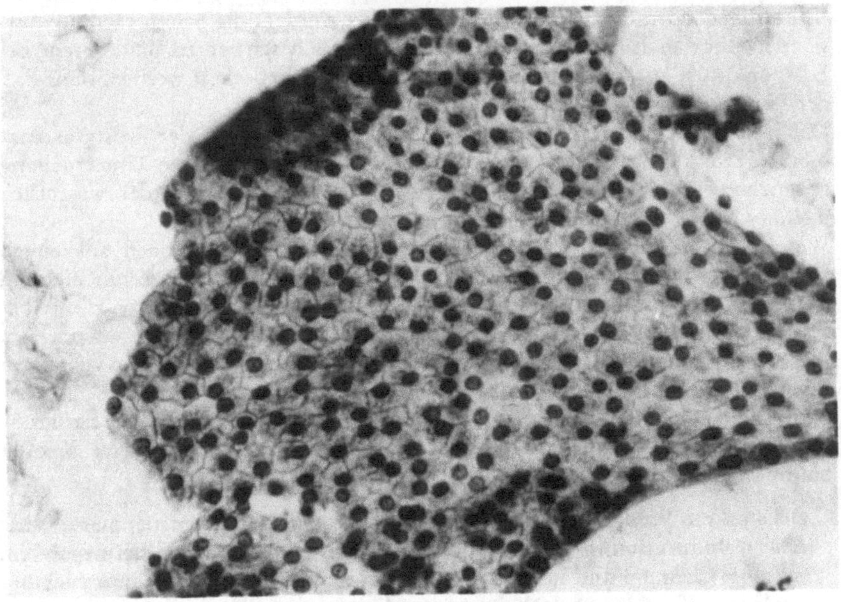

Abb. 51: *Prostataadenom.* Man beachte die Gleichförmigkeit des wabenartigen Musters, das die Zellgrenzen bilden. Die Kerne sind etwa gleich groß. Vergr. 330 ×.

Aufgrund der zytologischen Untersuchung können Prostataadenomzellen also nicht von den eigentlichen Prostataepithelien abgegrenzt werden. Eine gewebsspezifische Diagnose gestattet die Prostatazytologie bekanntermaßen nicht.

Findet man in den Ausstrichen nur Zellverbände, die die beschriebenen Charakteristika aufweisen, denen Malignitätsmerkmale also fehlen, so kann man mit großer Zuverlässigkeit im Befund ausdrücken, daß karzinomverdächtige Zellen oder Zellverbände nicht in dem Material vorhanden sind.

Ob der Patient tatsächlich kein Prostatakarzinom hat, kann natürlich an Hand des Ausstriches nicht beurteilt werden. Es kann nämlich vorkommen, daß ein umschriebener Bezirk, der infolge seiner dichteren Konsistenz bei der Palpation als karzinomverdächtig angesehen wird, mit der Nadel nicht getroffen oder aber durchstoßen wird, wodurch dann nur den krebsigen Bezirk umgebendes Prostata- oder Adenomgewebe zur Untersuchung gelangt. Diese zytologische Diagnose darf den Einsender nicht von seinem Verdacht abbringen. Die Aspirationsbiopsie muß in solchen Fällen, in denen der Palpationsbefund den starken Verdacht eines Prostatakarzinoms ergibt, wiederholt, ja evtl. sogar im Abstand von einigen Wochen mehrfach wiederholt werden. Gerade die kleinen krebsigen Herde in einem Prostataseitenlappen sind es ja, die, wenn sie der frühzeitigen operativen Entfernung zugeführt werden, die besten Heilungsaussichten erhoffen lassen. Sie sind andererseits auch schwer zu punktieren. Bei Fehlpunktaten kann die Untersuchung jedoch oft wiederholt werden, ohne daß der Patient gefährdet wird.

Der gleichen Problematik sieht man sich natürlich auch bei der Prostatastanzbiopsie zwecks Gewinnung von Gewebe für die histologische Untersuchung gegenübergestellt. Allerdings sind mehrfache Punktionen mit der wesentlich dickeren Stanznadel, wie sich gezeigt hat, nicht ungefährlich.

Wir haben es erlebt, daß nach mehreren Feinnadelaspirationen aus einem karzinomverdächtigen Knoten ohne Nachweis von Krebszellen schließlich ein positiver, d. h. krebsverdächtiger Befund (Gruppe IV) erhoben wurde (Abb. 55), verschiedene Prostatastanzen jedoch nur Adenomgewebe zutage förderten. Nach Freilegung der Drüse wurde dann eine Gewebsprobe aus dem suspekten Bezirk entnommen, deren Schnellschnittuntersuchung die zytologische Diagnose bestätigte. Man denke also daran, daß Fehlpunktionen auch mit der Franzénnadel möglich sind und gerade bei kleinen krebsverdächtigen Knoten häufiger vorkommen.

Bei starkem Verdacht eines Prostatakarzinoms, insbesondere wenn eine lokalisierte Induration in einem Lappen der Drüse vorliegt, muß bei negativem zytologischem Befund an ein Fehlpunktat gedacht werden. Die Untersuchung ist dann, ggf. auch mehrfach, im Abstand von einigen Wochen zu wiederholen.

b) *Die chronische Prostatitis*

Andererseits kann eine chronische Prostatitis – eine über längere Zeit bestehende und rezidivierende unspezifische Entzündung der Prostata – zumal, wenn Prostatasteine vorhanden sind, zu lokalisierten Verhärtungen der Drüse, aber auch zu einer Konsistenzzunahme eines Seitenlappens oder der gesamten Drüse führen. Bei der rektalen Untersuchung kann der Befund ähnlich sein wie beim Prostatakarzinom. Allerdings ist die Prostata bei der Prostatitis im Gegensatz zum Karzinom zumeist stark druckschmerzhaft.

Gewinnt man durch Aspirationsbiopsie Material aus diesen Verhärtungen und stellt davon Ausstriche her, so ist der zytologische Befund oft recht charakteristisch. Die Zellverbände, die meistens die zytologischen Merkmale des normalen Prostatagewebes aufweisen bzw. die des Adenoms, sind von granulierten Leukozyten durchsetzt. Es finden sich Prostataepithelien mit Kernpyknosen. Lymphozyten und Plasmazellen sind vereinzelt vorhanden. Granulierte Leukozyten sind auch in der Umgebung der Zellverbände zahlreich erkennbar (Abb. 52). Häufig sieht man in den Ausstrichen kleine geschichtete Konkremente, die von Drüsenepithelien umgeben sind (Abb. 53). Sie entstehen unter dem Einfluß der Entzündung, können diese andererseits aber auch unterhalten.

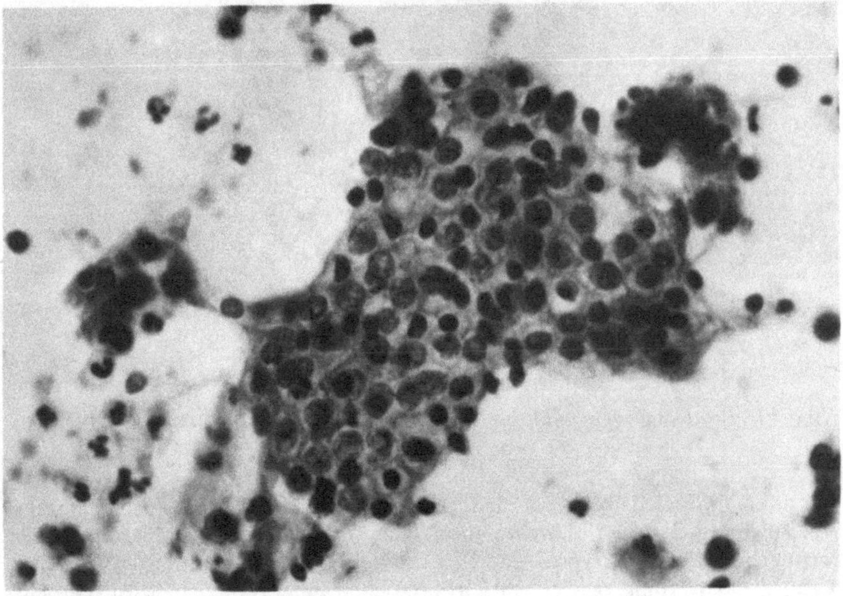

Abb. 52: *Prostataadenom mit Prostatitis.* Die Zellkerne sind etwas größer als normal. Deutliche Malignitätsmerkmale fehlen. Der Zellverband ist von granulierten Leukozyten infiltriert. Auch außerhalb des Fragmentes viele Leukozyten. Vergr. 550 ×.

Auffällig ist manchmal der Befund der Epithelien selbst. Unter dem Einfluß der Entzündung kann es offenbar zu einer Vergrößerung der Zellkerne kommen. Diese sind dann jedoch von lockerer Struktur und insgesamt etwa gleich groß. Die eigentlichen Malignitätsmerkmale fehlen den Zellen im Gegensatz zu Karzinomzellen. Es handelt sich um Epithelatypien, deren Vorhandensein wir in der zytologischen Bewertung zum Ausdruck bringen müssen. Solche Befunde werden als der Gruppe III zugehörig eingestuft. Es finden sich Zellen mit pathologischen Zeichen, die jedoch nicht ausreichen, um sie als Krebszellen zu charakterisieren. Es kann leicht vorkommen, daß ein Ausstrich wie der in Abb. 54 abgebildete als Karzinom bewertet wird. So erhält man falsch positive Ergebnisse. Vergleicht man diese Abbildung mit den folgenden, die Prostata-

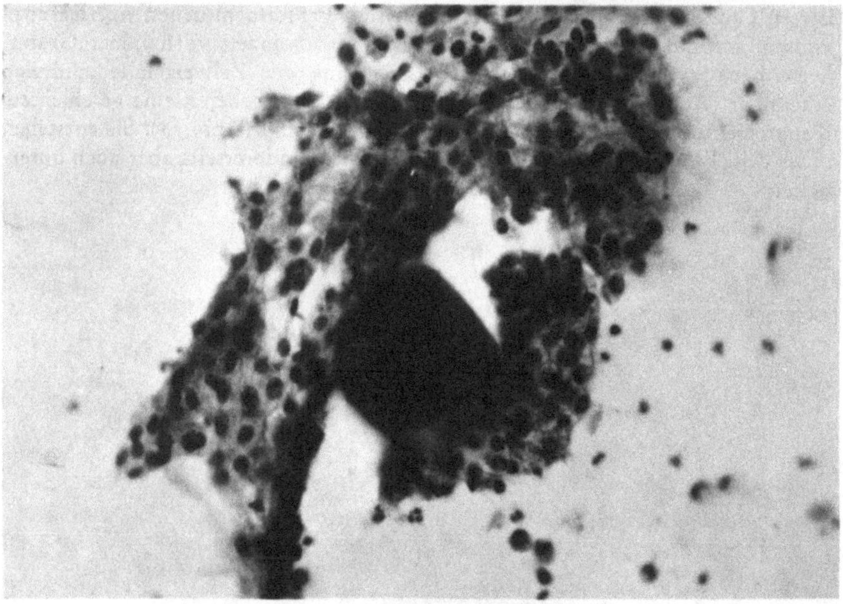

Abb. 53: *Prostataadenom mit Prostatitis.* In Bildmitte ein Prostatastein. Vergr. 330 ×.

karzinome darstellen, so werden die Unterschiede deutlich. Eine stärkere Verschiebung der Kernplasmarelation fehlt. Das Bild ist viel gleichförmiger, wenngleich die Kernatypien natürlich nicht zu übersehen sind. Im Einzelfall kann die Bewertung tatsächlich schwerfallen. Dem Erfahrenen wird die Beurteilung solcher Grenzfälle leichter fallen als dem Anfänger. Wie bei den meisten Methoden muß man sich auch in der Zytodiagnostik einen Erfahrungsschatz erwerben.

c) *Das Prostatakarzinom*

Beim Prostatakarzinom handelt es sich um eine Geschwulst, die zumeist drüsig aufgebaut ist. Seltener sind solide Tumoren oder solche, bei denen das Bindegewebe im Vordergrund steht.

Durch Aspirationsbiopsie aus einem Prostatakarzinom erhält man mehr oder weniger große Zellverbände, deren zelluläre Elemente verschieden dicht gelagert sein können. Neben größeren Gewebsteilen, die sich aus optischen Gründen der zytologischen Beurteilung entziehen, findet man Zellverbände und Einzelzellen. Die Aspirate sind einmal mehr, ein andermal weniger blutreich.

Die Lagerung der einzelnen Zellen läßt Rückschlüsse auf den histologischen

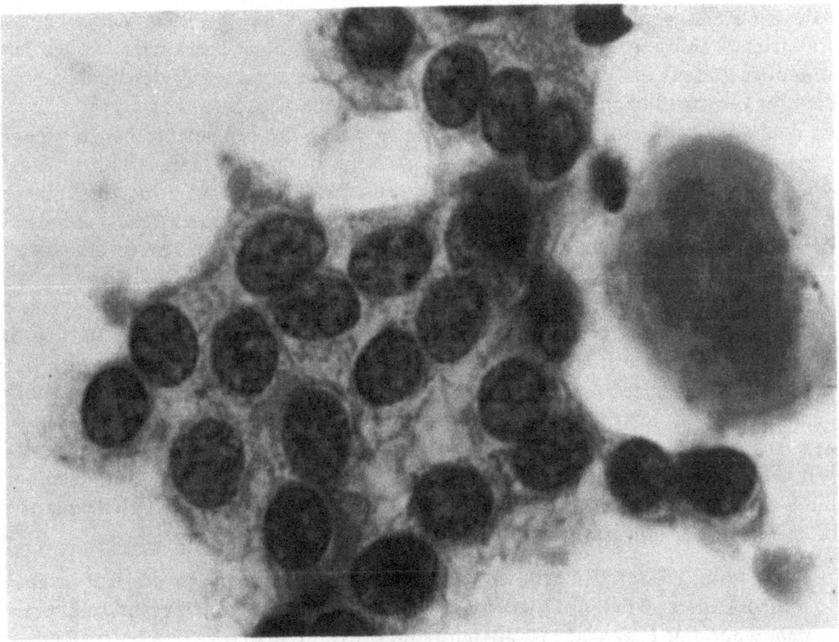

Abb. 54: *Prostataadenom mit Prostatitis.* Auffällig ist die Vergrößerung der Kerne, verglichen mit dem einfachen Prostataadenom. Weitere Malignitätsmerkmale fehlen. Rechts im Bild ein Prostatastein mit angelagertem granuliertem Leukozyten. Vergr. 830 ×.

Bau des Tumors nicht zu. Jedoch sind Punktate von Prostatakarzinomen, bei denen das Bindegewebe im Vordergrund steht, recht zellarm. Drüsige Karzinome ergeben dagegen sehr zell- und zellverbandsreiche Ausstriche, die eine recht gute zytologische Diagnostik zulassen.

Das Verhalten der Krebszellen zur Umgebung (invasives, destruierendes Wachstum) kann beim Prostatakarzinom genausowenig wie beim Karzinom des Übergangsepithels an Hand der zytologischen Ausstriche beurteilt werden. Wir verlassen uns also auch hier auf die *zytologischen Merkmale*, die uns als *Charakteristika der Karzinomzelle* bekannt sind:

Die Größe und Färbbarkeit des Zellkernes (Anisokaryose, Heterochromasie sowie Hyperchromasie sind charakteristisch für Krebszellen).

Das Vorhandensein von Riesenkernen.

Die Störung der Kernplasmarelation und ihre Verschiebung zugunsten der Kerne.

Die Vergröberung der Kernstrukturen (des Chromatingerüstes).

Die Vergrößerung der Kernkörperchen.

Das Vorhandensein pathologischer Zellteilungen (Mitoseanomalien).

Alle diese Malignitätskriterien zusammen sind selten an den Zellen eines Ausstriches ablesbar. Je nach der Präsenz der Malignitätsmerkmale, wobei das eine oder andere im Vordergrund steht, erfolgt die Einstufung des Befundes in die fünf Gruppen nach *Papanicolaou* (Gruppe I bis V, s. Seite 23).

Es reicht aus, daß eine kleine Zellgruppe verschiedene der beschriebenen Merkmale aufweist, um die Diagnose des Prostatakarzinoms zu stellen. Von größter Wichtigkeit ist also, daß die *gesamte Oberfläche* des Ausstriches mikroskopiert wird. Häufig stehen Zellverbände, die die Merkmale normaler Prostataepithelien oder von Adenomzellen besitzen, völlig im Vordergrund. Dieser Befund ist einzig und allein auf die Punktionstechnik zurückzuführen. Wie bereits an Hand eines Beispiels im vorangehenden Abschnitt beschrieben, kann die wahre Diagnose „Prostatakarzinom" in einer kleinen Zellgruppe repräsentiert sein. Diese gilt es durch aufmerksame Betrachtung der Ausstriche herauszufinden.

In anderen Fällen, sobald die ganze Drüse oder ein Seitenlappen vom Karzinom befallen ist oder aber ein Tumorknoten voll getroffen wurde, begegnet man in den Ausstrichen fast ausschließlich Zellgruppen, die aus Karzinomzellen bestehen. Die Diagnose kann in diesen Fällen leicht gestellt werden. Eine darüber hinausgehende Bedeutung hat der Befund jedoch nicht. Er ist lediglich quantitativ, nicht aber qualitativ aufzufassen.

Es ist von größter Wichtigkeit, daß die gesamte Oberfläche des Ausstriches mikroskopiert wird, um kleinste Fragmente mit Krebszellen nicht zu übersehen, wenn das Präparat fast ausschließlich aus normalen Zellen besteht.

Man geht dabei so vor, wie in Abb. 3 dargestellt. Ein Kreuztisch am Mikroskop erleichtert das kontrollierte Verschieben des Präparates in der genannten Art und Weise erheblich.

Das zytologische Bild kann recht charakteristisch sein (Abb. 55). Es finden sich Gruppen von Zellen, die sofort als Krebszellen erkannt werden. Die Kerne dieser Zellen sind besonders groß, besitzen ein vergröbertes Chromatingerüst, häufig einen vergrößerten Nukleolus und füllen die Zelle bis auf einen schmalen Zytoplasmasaum fast komplett aus. Die Kernplasmarelation ist also deutlich zugunsten der Kerne verschoben. Zweifel an der Bewertung solcher Zellen kommen kaum auf. Wir werden, je nach der Häufigkeit in der sie in dem Ausstrich vorkommen, Gruppe IV oder Gruppe V nach Papanicolaou diagnostizieren. Ähnlich charakteristisch, wenngleich die Störung der Kernplasmarelation nicht in demselben Maße deutlich ist wie in Abb. 55, sind die Zellen der Abb. 56.

Auch dieser Befund reicht für die Diagnose des Prostatakarzinoms völlig aus. Etwas schwieriger sind die Verhältnisse beim Ausstrich, von dem ein Ausschnitt in Abb. 57 dargestellt ist. Hier sind es vor allem die Größenunterschiede der Kerne (Anisokaryose), die die Aufmerksamkeit erregen. Zellen mit kleineren dunklen Kernen und deutlichen Nukleolen stehen im Vordergrund. Die Kernplasmarelation ist auch in ihrem Fall zugunsten der Kerne verschoben. Daneben kommen wenige Zellen mit sehr großen Kernen und deutlich vergrößerten

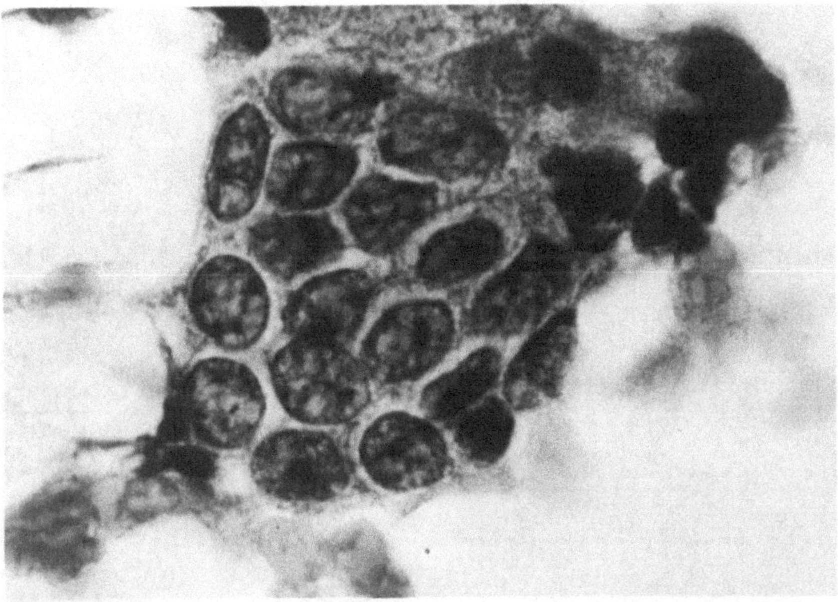

Abb. 55: *Prostatakarzinom.* Die Krebszellen sind durch die zugunsten der Kerne verschobene Kernplasmarelation, die Hyperchromasie der Kerne und die Vergröberung der Kernstrukturen gekennzeichnet. Vergr. 1300 ×.

Kernkörperchen vor. Die Unregelmäßigkeit des Bildes fällt sofort auf und trägt zur Stellung der Diagnose bei. In anderen Fällen können die Zellkerne verhältnismäßig klein sein, betonte Nukleolen besitzen und die Zelle fast völlig ausfüllen. Hier sind auf den ersten Blick also nur zwei morphologische Kriterien der malignen Entartung ablesbar, die Verschiebung der Kernplasmarelation zugunsten der Kerne und die Vergrößerung der Nukleolen. Wie bezeichnend diese Veränderungen jedoch sind, geht aus einem Vergleich mit dem Bild vom normalen Prostatagewebe (Abb. 51) hervor.

In manchen Fällen kann die Beurteilung der Ausstriche durch artefizielle Veränderungen der Zellgruppen infolge der Technik des Ausstreichens erschwert sein. Bei fehlerhaftem Ausstreichen kann es zu einer Elongation der Zellen kommen, die dadurch Spindelform bekommen und in diesem Zustand fixiert werden. Die Zellterritorien sind in diesen Fällen schwer abzugrenzen; die Kernplasmarelation ist also nicht zuverlässig ablesbar. Allein die dichte Lagerung der Kerne am rechten Rand der Abb. 58 läßt annehmen, daß es sich um ein Prostatakarzinom handelt. Außerdem sind die Nukleolen stellenweise vergrößert. Im ganzen gesehen ist es vermutlich besser, sich in der Stellung der Diagnose nicht auf solche, mechanisch alterierten Fragmente zu beziehen. Man

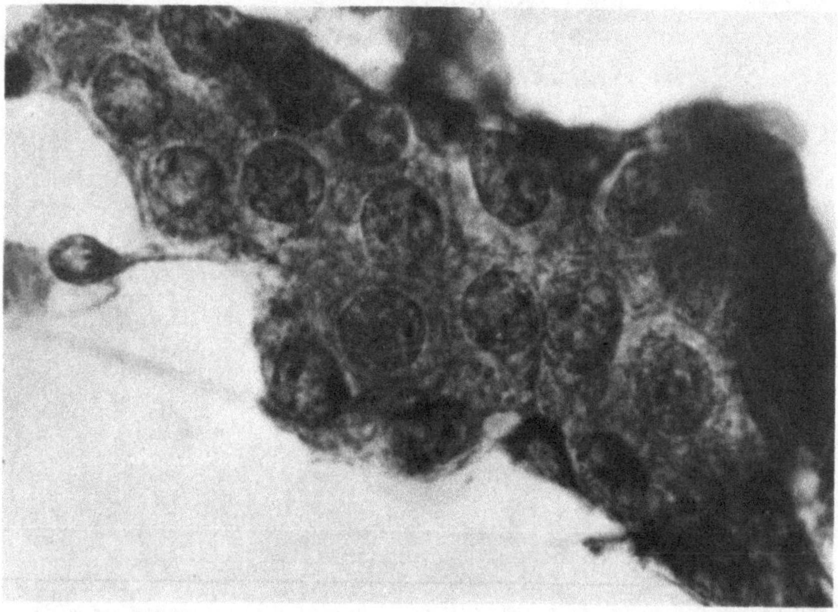

Abb. 56: *Prostatakarzinom.* Die Verschiebung der Kernplasmarelation und die Vergröberung der Kernstrukturen stehen im Vordergrund. Das Zytoplasma ist stark granuliert. Vergr. 1300 ×.

muß den gesamten Ausstrich durchmustern, um zu sehen, ob andere typische Zellverbände vorhanden sind. Findet man keine anderen Zellgruppen, die eindeutig als aus Krebszellen bestehend beschrieben werden können, so sollte dem Einsender der Verdacht mitgeteilt werden, gleichzeitig aber um eine erneute Einsendung gebeten werden, wobei der Einsender auf die richtige Ausstreichtechnik aufmerksam gemacht werden müßte.

Ähnlich ist die Situation beim Vorliegen von Trocknungseffekten (Abb. 59). Während im Zentrum der Abbildung eine Zelle mit normalem, d. h. nicht artefiziell verändertem Aspekt erkennbar ist, sind die umgebenden Zellen vor der Fixierung mehr oder weniger stark getrocknet. Die Kernstruktur ist verlorengegangen, die Abgrenzungen der Kerne gegen das Zytoplasma und die der Zellen gegeneinander sind verschwommen. Zwar machen die Größenunterschiede der einzelnen Zellkerne das Vorhandensein eines Prostatakarzinoms wahrscheinlich, jedoch sind Artefakte in einem Maße vorhanden, daß die Aspirationsbiopsie wiederholt werden sollte. Dazu muß dem Einsender der Fehler, den er bei der Fixierung gemacht hat, mitgeteilt werden und das richtige Vorgehen (Vermeidung der Trocknung vor der Fixierung) beschrieben werden. Eine intensive Zusammenarbeit zwischen Einsender und zytologischem Labor ist

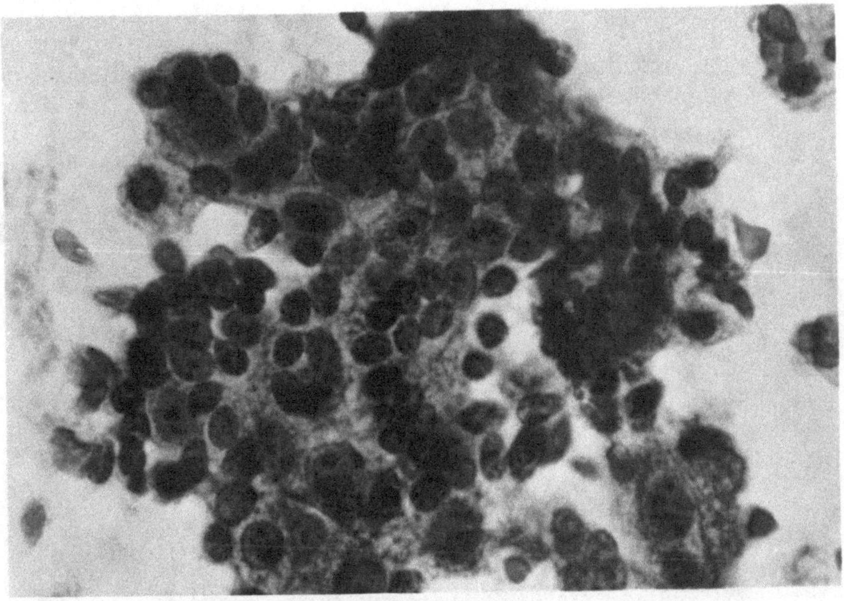

Abb. 57: *Prostatakarzinom.* Man beachte die Anisokaryose, die gestörte Kernplasmarelation und die vergrößerten Kernkörperchen, besonders an den Zellen mit den großen Kernen. Vergr. 550 ×.

unbedingt erforderlich und garantiert am ehesten eine gute Aussagekraft der zytologischen Untersuchungsmethode.

5. Veränderungen des zytologischen Befundes als Folge der antiandrogenen Behandlung des Prostatakarzinoms

Wie bereits einleitend dargestellt, sollte die Diagnose des Prostatakarzinoms in einem Stadium gestellt werden, in dem die radikale Operation durchgeführt werden kann. Die Zytodiagnostik kann bei der Erreichung dieses Zieles mithelfen. Das Karzinom muß, um die Radikalität der Operation nicht zu gefährden, auf die Drüse beschränkt sein.

Leider werden heutzutage die meisten Prostatakarzinome in einem Stadium diagnostiziert, das eine radikale Entfernung der Geschwulst nicht mehr gestattet. In diesen Fällen wird eine Behandlung mit Östrogenen oder chemisch abgewandelten Östrogenen durchgeführt, wobei, um die Behandlung ergiebiger zu gestalten, die Kastration durchgeführt werden kann.

Die Effekte der Hormonbehandlung können unter Umständen an zytologi-

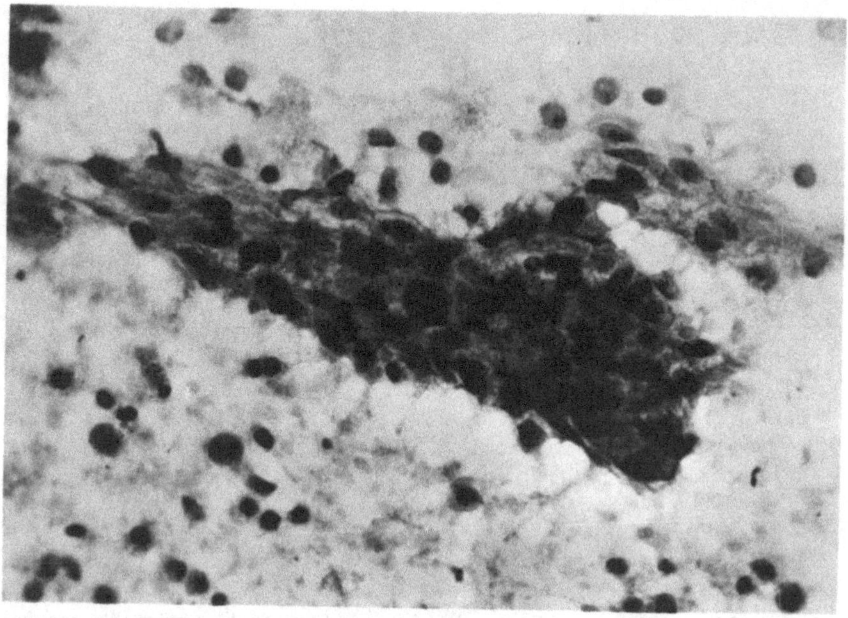

Abb. 58: *Prostatakarzinom.* Durch das Ausstreichen des Punktats ist es zu einer Elongation der Zellen gekommen. Die Beurteilung der zytologischen Merkmale ist dadurch erschwert. Vergr. 500 ×.

schen Abstrichen abgelesen werden. In einigen Fällen können Karzinomzellen nach mehrmonatiger bis mehrjähriger Hormonbehandlung gar nicht mehr nachgewiesen werden. In anderen Fällen finden sich degenerative Veränderungen der Prostatakarzinomzellen. Diese degenerativen Veränderungen sind in leichtester Form am Auftreten von Vakuolen im Zytoplasma erkennbar. Dann kann es zu blasenartiger Umwandlung des gesamten Zelleibes kommen, in dem der Kern einerseits gut erhalten mehr oder weniger zentral gelegen erkennbar sein, andererseits aber auch nach Art von Siegelringzellen randständig und degenerativ verändert sein kann. Die Kerne werden kleiner und dunkler und gehen schließlich unter diesen Zeichen der Kernpyknose zugrunde. Solche Veränderungen finden sich zumeist erst nach mehrmonatiger Hormonbehandlung.
In der Abb. 60 sind neben degenerativ veränderten, sogenannten „glycogenic cells" typische Krebszellen erkennbar, die einen sehr vitalen Eindruck machen. Das Verhältnis der degenerierten Zellen zu vitalen Krebszellen ist je nach dem Prostatakarzinom verschieden. Abb. 61 zeigt den Ausstrich eines anderen Karzinoms von einem Patienten, der während mehrerer Monate mit Antiandrogenen behandelt worden ist. Es finden sich nur wenige „glycogenic Cells". Im Vordergrund stehen sehr vitale Karzinomzellen, die unter anderem durch die

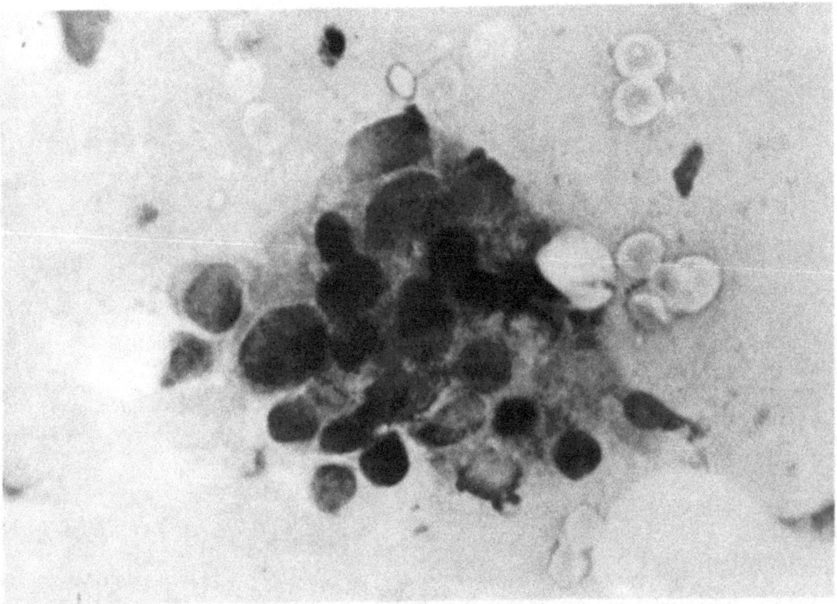

Abb. 59: *Prostatakarzinom*. Durch Trocknung vor dem Fixieren des Ausstriches sind die zytologischen Details undeutlich geworden. Der Ausstrich ist ungeeignet für die zytologische Auswertung. Vergr. 830 ×.

dichte Lagerung der Kerne, Ausdruck der zugunsten der Kerne verschobenen Kernplasmarelation, als solche erkennbar sind. Der Effekt der Hormonbehandlung ist in diesem Falle, soweit am zytologischen Präparat ablesbar, verhältnismäßig unbefriedigend.

Ausschlaggebend für die Ansprechbarkeit des Prostatakarzinoms auf die antiandrogene Behandlung ist der histologische Grad der Entdifferenzierung, den die Geschwulst erreicht hat. Entdifferenzierte Karzinome sind weniger gut durch diese Therapie zu beeinflussen als gut differenzierte. Aus den Untersuchungen von Esposti[12] geht hervor, daß unter Umständen mit Hilfe der Prostataaspirationsbiopsie und der zytologischen Beurteilung der Ausstriche unter Berücksichtigung degenerativer Veränderungen an den Karzinomzellen die Ansprechbarkeit der Geschwulst auf die Hormonbehandlung geprüft werden könnte. Hat man festgestellt, daß nach mehrmonatiger Behandlung ein Erfolg zytologisch nicht ablesbar ist, so könnte dieser Befund als ausschlaggebend für die Wahl einer anderen Therapie (Bestrahlung z. B.) genommen werden.

---

[12] Esposti, P. L.: Cytologic malignancy grading of prostatic carcinoma by transrectal aspiration biopsy. Scand. J. Urol. 5, 199 (1971).

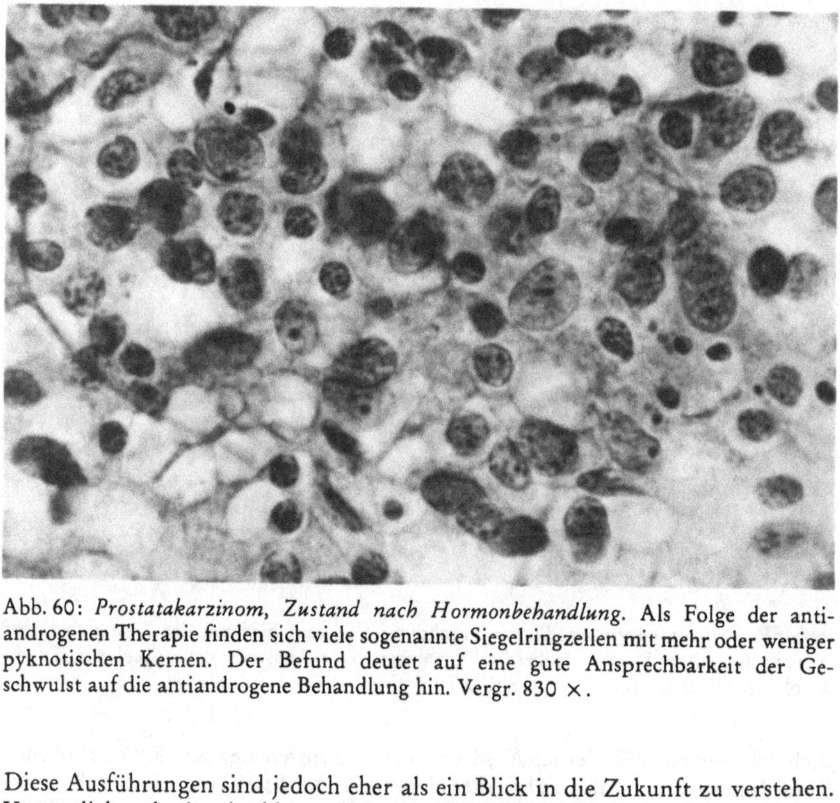

Abb. 60: *Prostatakarzinom, Zustand nach Hormonbehandlung.* Als Folge der antiandrogenen Therapie finden sich viele sogenannte Siegelringzellen mit mehr oder weniger pyknotischen Kernen. Der Befund deutet auf eine gute Ansprechbarkeit der Geschwulst auf die antiandrogene Behandlung hin. Vergr. 830 ×.

Diese Ausführungen sind jedoch eher als ein Blick in die Zukunft zu verstehen. Vermutlich geht in absehbarer Zeit der Wert der Prostatazytologie über das Erkennen maligner Tumoren hinaus und erlaubt die Beurteilung des Erfolgs oder Mißerfolgs einer medikamentösen Tumortherapie, woraus sich die Veranlassung zur Anwendung einer anderen Behandlungsmethode ergeben kann.

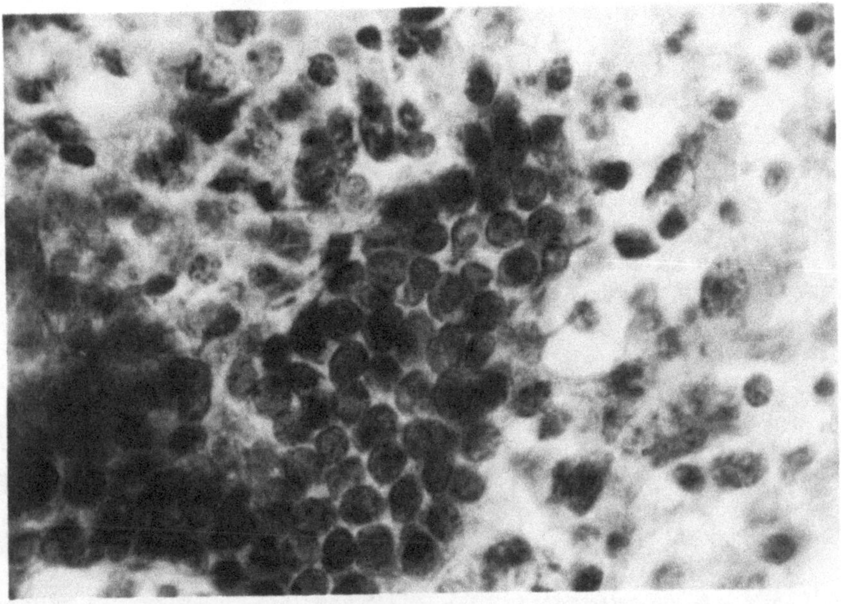

Abb. 61: *Prostatakarzinom, Zustand nach Hormonbehandlung.* Es finden sich wenige Siegelringzellen. Ein großer Teil des Ausstriches besteht aus Zellgruppen mit dichtgelagerten Kernen, Ausdruck einer zugunsten der Kerne verschobenen Kernplasmarelation. Der Befund deutet auf eine geringe Ansprechbarkeit der Geschwulst auf die Behandlung hin. Vergr. 830 ×.

Bildtafeln

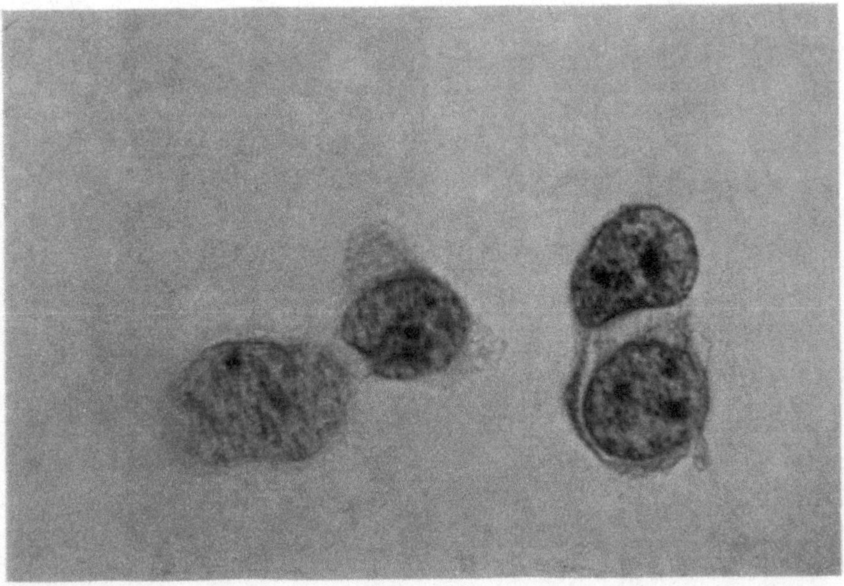

Abb. I: *Exfoliativzytologie.* Zellen eines Harnblasenkarzinoms mit stark zugunsten der Kerne verschobener Kernplasmarelation und vergrößerten Nukleolen. Orig.-Vergr. 400 ×

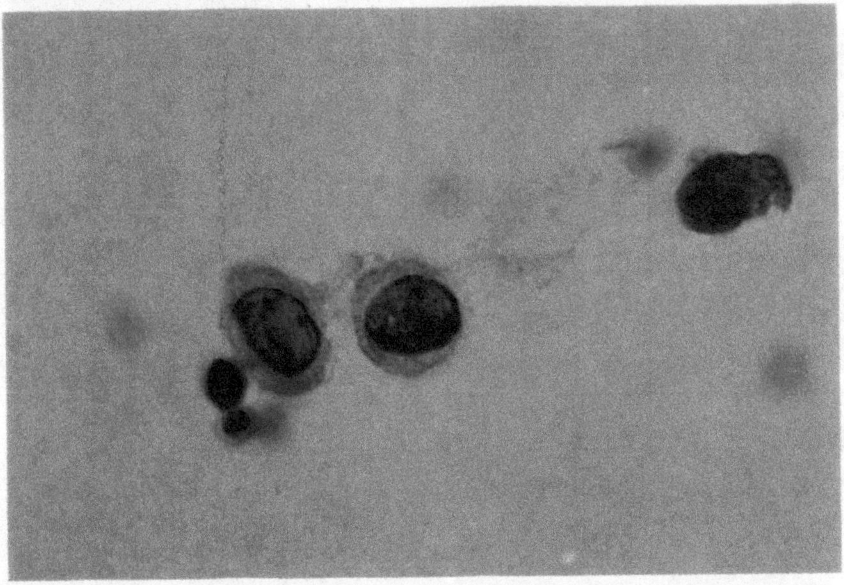

Abb. II: *Exfoliativzytologie.* Zellen eines Nierenbeckenkarzinoms mit zugunsten der Kerne verschobener Kernplasmarelation und Heterochromasie der Kerne. Orig.-Vergr. 400 ×

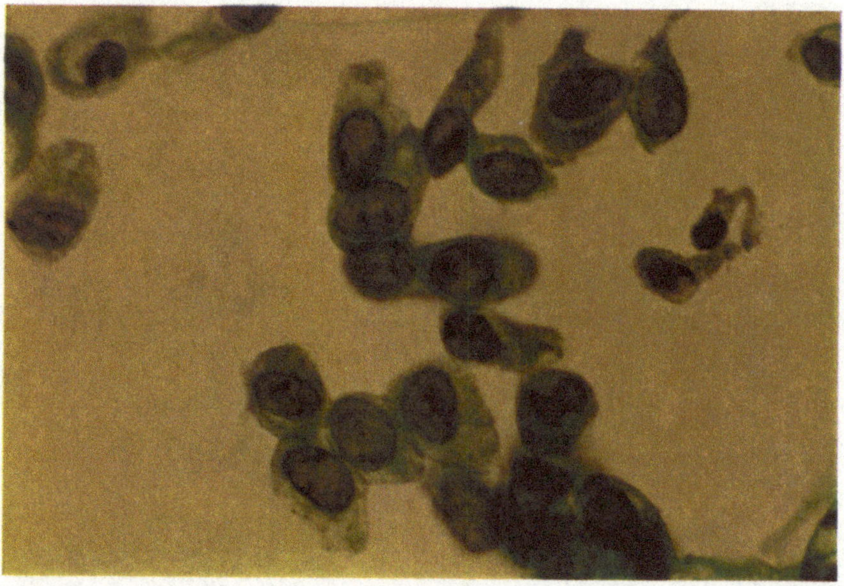

Abb. III: *Aspirationszytologie.* Zellen eines Harnblasenpapilloms. Die geschwänzten Zellen entstammen tieferen Schichten des Epithels. Orig.-Vergr. 250 ×

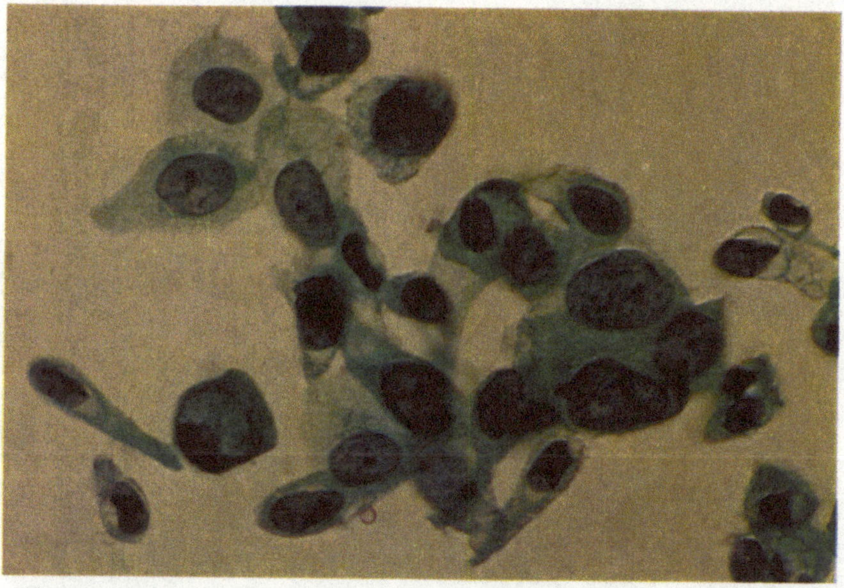

Abb. IV: *Aspirationszytologie.* Zellen eines Harnblasenpapilloms mit Atypien. Man beachte die Kerngrößenunterschiede. Orig.-Vergr. 250 ×

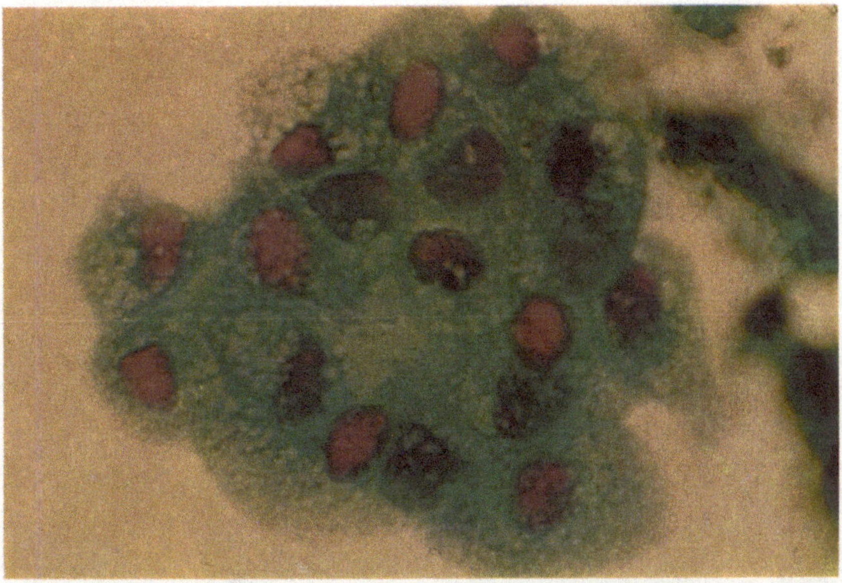

Abb. V: *Aspirationszytologie*. Zellen eines Harnblasenpapilloms. Durch Trocknung vor der Fixierung sind Artefakte entstanden, die das Präparat unbeurteilbar machen. Orig.-Vergr. 250 ×

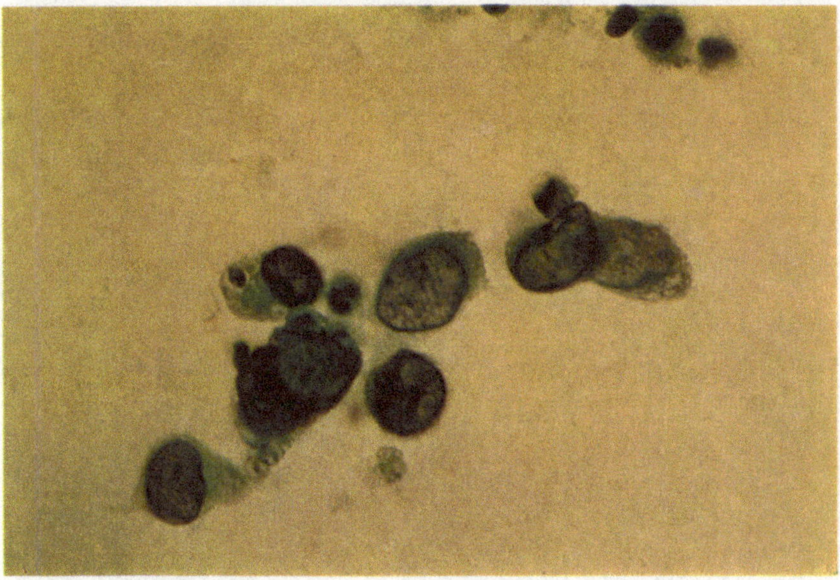

Abb. VI: *Aspirationszytologie*. Zellen eines papillären Harnblasenkarzinoms. Zugunsten der Kerne verschobene Kernplasmarelation, Anisokaryose und Heterochromasie charakterisieren die Zellen. Orig.-Vergr. 250 ×

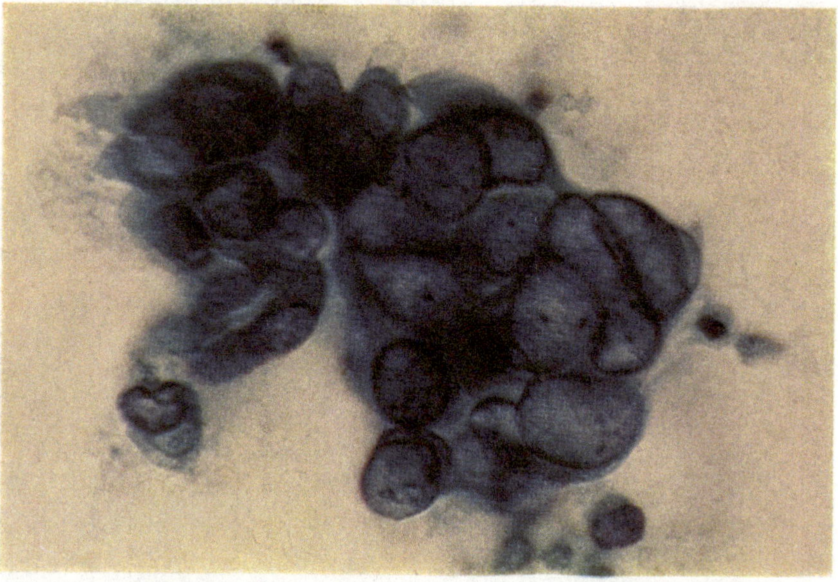

Abb VII: *Aspirationszytologie.* Zellen eines papillären Harnblasenkarzinoms mit extrem zugunsten der Kerne verschobener Kernplasmarelation, Anisokaryose und Heterochromasie. Orig.-Vergr. 250 ×

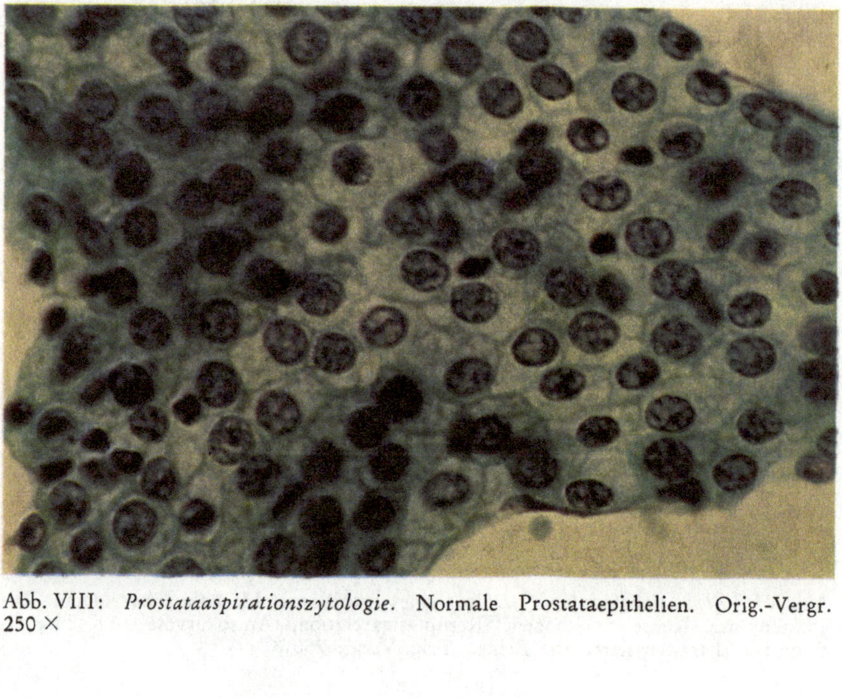

Abb. VIII: *Prostataaspirationszytologie.* Normale Prostataepithelien. Orig.-Vergr. 250 ×

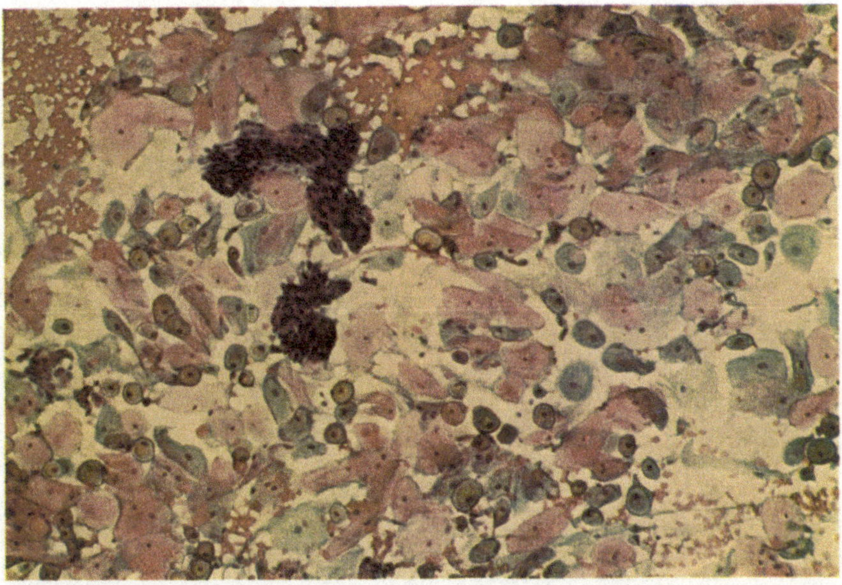

Abb. IX: *Prostataaspirationszytologie.* Plattenepithelmetaplasie der Prostata. Orig.-Vergr. 40 ×

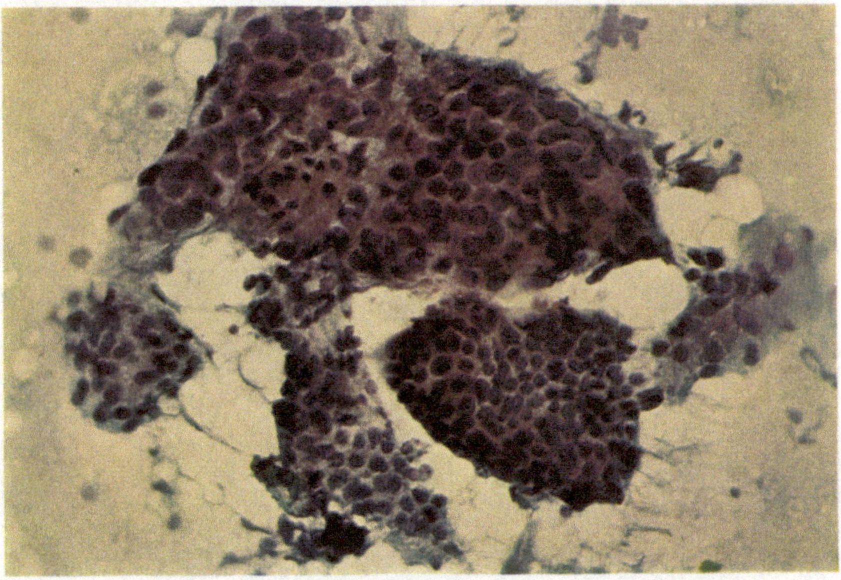

Abb. X: *Prostataaspirationszytologie.* Zellverbände eines Prostatakarzinoms. Zugunsten der Kerne verschobene Kernplasmarelation, Anisokaryose und Heterochromasie der Kerne charakterisieren die Krebszellen. Orig.-Vergr. 250 ×

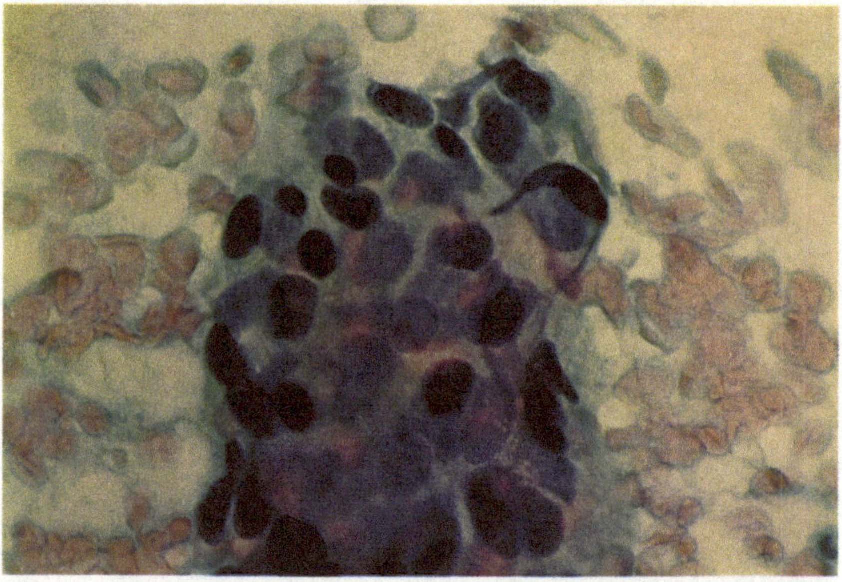

Abb. XI: *Prostataaspirationszytologie.* Zellverband eines Prostatakarzinoms. Infolge von Trocknung vor der Fixierung ist der Ausstrich nicht verwertbar. Am oberen Bildrand finden sich Zellen, die in noch feuchtem Zustand fixiert worden sind. Orig.-Vergr. 250 ×

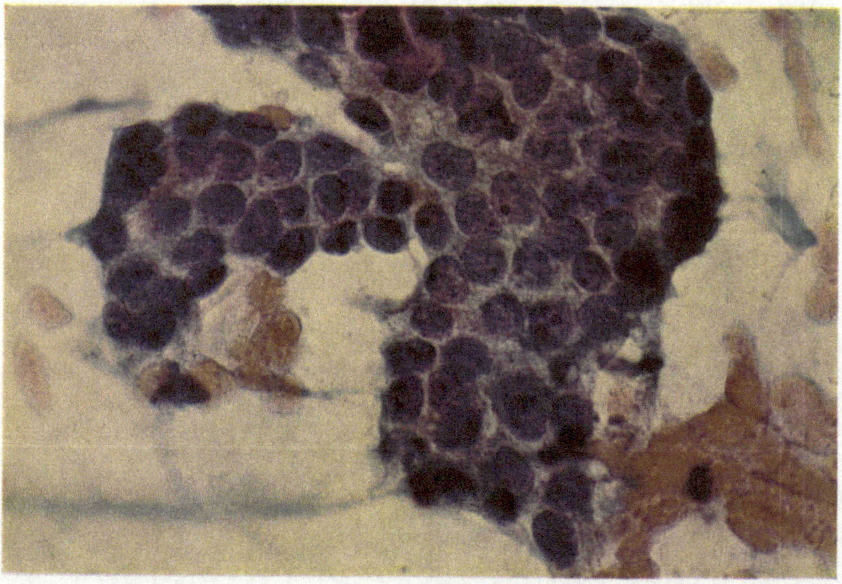

Abb. XII: *Prostataaspirationszytologie.* Zellverband eines Prostatakarzinoms. Man beachte die zugunsten der Kerne verschobene Kernplasmarelation, die Anisokaryose und die betonten Nukleolen. Orig.-Vergr. 250 ×

Sachverzeichnis

FSC
www.fsc.org
MIX
Papier | Fördert
gute Waldnutzung
FSC® C083411

Zeitfracht Medien GmbH
Ferdinand-Jühlke-Straße 7
99095 Erfurt, Deutschland
produktsicherheit@kolibri360.de